RECHERCHES

SUR

LES PROPRIÉTÉS PHYSIQUES, CHIMIQUES
ET MÉDICINALES

DES EAUX DU MONT-D'OR,

DÉPARTEMENT DU PUY-DE-DÔME.

RECHERCHES

SUR

LES PROPRIÉTÉS PHYSIQUES, CHIMIQUES ET MÉDICINALES

DES EAUX DU MONT-D'OR,

DÉPARTEMENT DU PUY-DE-DÔME,

Par Michel BERTRAND,

Docteur en Médecine, Inspecteur des Eaux du Mont-d'Or, l'un des Médecins de l'Hôtel-Dieu de Clermont-Ferrand, Correspondant de la Société de la Faculté de Médecine de Paris, etc.

Considerent illi qui simplicitatem artis in multis morbis chronicis elato supercilio contemnunt, quot et quàm diversi morbi curentur thermarum et aquarum medicatarum usu, per tot jam sæcula probato.

VANSWIETEN.

A PARIS,

Chez GABON, Libraire, rue de l'Observance.

ET A CLERMONT-FERRAND,

Chez ROUSSET, Libraire.

DE L'IMPRIMERIE D'ÉVERAT, RUE SAINT-SAUVEUR, N°. 41

AN 1810.

INTRODUCTION.

La Société royale de médecine chargea, en
1780, M. Carrère l'un de ses membres, de
faire un catalogue raisonné des ouvrages qui
ont été publiés sur les eaux minérales en
général, et sur celles de la France en particulier.
Elle exprima en même tems le désir que l'on
donnât de nouvelles analyses de ces eaux,
et de nouvelles observations sur leurs effets.
L'utilité d'un pareil travail est trop universel-
lement reconnue, et l'exécution en est trop intéressante, pour que le vœu de cette Société célèbre ne soit pas encore celui de toutes les so-
ciétés savantes qui s'occupent spécialement de
la médecine. Un grand nombre de chimistes
et de praticiens distingués se sont empressés
de répondre à cette invitation, et depuis cette
époque on a vu successivement paraître plusieurs ouvrages sur ce sujet. Nommé depuis
plusieurs années à l'inspection des eaux du

Mont-d'Or, j'ai cru devoir aussi présenter mon tribut. J'ai tâché de recueillir ce qui concerne les propriétés physiques, chimiques et médicinales de ces eaux. Je suis loin de me flatter d'avoir atteint le but; mais mon ambition sera satisfaite, si j'ai aplani quelques difficultés à ceux qui me succéderont dans cette carrière.

On ne se défend pas aisément d'un peu de partialité en faveur d'un remède qu'on a long-tems administré, et dont l'usage a été ordinairement couronné du succès. Mais s'il est difficile d'être soi-même exempt de prévention, il est encore plus difficile de n'en être pas soupçonné. Ce n'est pas assez d'être vrai, il faut encore paraître tel. En vain j'aurais écrit l'histoire des eaux du Mont-d'Or avec l'impartialité du médecin même qui serait le plus étranger à leur réputation, si mes observations, si mes récits ne portaient pas ce caractère qui commande la confiance. Il leur sera imprimé, j'espère, par leur simplicité même. Je n'ai pas assurément la prétention d'avoir toujours bien vu; mais on apercevra sans peine que je dis toujours franchement ce que j'ai vu. Et dans quelle circonstance se proposerait-on pour règle immuable la recherche de la vérité, si on ne lui était fidèle dans des écrits qui ont pour objet la conservation ou le rétablissement de la santé? Quel médecin, digne de ce titre, ne rougirait pas d'avoir attaché son nom à de vaines promesses, dont l'illusion accuserait ou son jugement ou sa bonne foi?

Il y a deux choses à distinguer dans l'action des eaux minérales employées à leurs sources. Elles agissent comme moyen d'hygiène : ce mode d'action est commun à toutes. Elles agissent en vertu de leurs principes constituans; et cette action varie dans chacune suivant l'espèce de sa composition.

Depuis le philosophe Montaigne qui tirait vanité de son scepticisme en médecine, jusqu'à nos jours où la médecine n'a plus guère de ressemblance avec celle qui se pratiquait de son tems, il s'est trouvé bien des incrédules qui, plaçant toutes les eaux minérales sur la même ligne, se sont attachés à n'y recon-

naître d'autres propriétés que celle de l'eau
commune élevée à la même température.
Qu'il y ait des incrédules dans le nombre des
ignorans, c'est tout simple; que ceux-là nient,
qui ne savent pas un mot des propriétés de
la matière et du jeu de l'organisme, personne ne s'en étonnera. L'incrédulité dérai-
sonnable et la crédulité irréfléchie remontent
l'une comme l'autre à l ignorance ; il n'y a
entre elles de différence que celle de la présomption. Mais que dire de certains médecins qui, imprimant à un pyrrhonisme aussi
absurde le sceau de leur autorité, ont réduit
tout l'effet des eaux minérales aux bienfaits
du voyage, de la distraction, du changement
d'habitudes, du changement d'air. Ils croyaient
donc à l'air, ces médecins, et sans doute ils
ne pensaient pas qu'il fût indifférent de respirer
celui des marais ou celui des montagnes, et
le gaz hydrogène à la place de l'air atmosphérique. Sûrement aussi ils croyaient à l'eau
pure, et en conseillaient guère de boire ce
qu'ils appelaient des eaux crues, c'est-à-dire
de l'eau, plus un peu de sulfate de chaux. Ils

croyaient au sel de Glauber, au sel d'Epsom, à la magnésie, quand ils en prescrivaient dans leurs tisanes. Il leur reste à expliquer pourquoi ces ingrédiens, et beaucoup d'autres encore, perdaient pour eux toutes leurs vertus quand on les puisait dans le laboratoire de la nature, au lieu de les prendre dans celui de l'apothicaire.

Sans doute le changement de lieu et d'habitudes seconde puissamment le traitement ; et personne n'ignore les avantages qu'on a tirés de tout tems des longs voyages. Une succession continuelle d'objets nouveaux change le train des idées. Les facultés intellectuelles se distraient du sentiment des maux , et les pensées, détournées de leur objet accoutumé, cessent de prendre part au désordre des facultés physiques. Celles-ci , fortifiées par un exercice salutaire, et affranchies de l'influence vaporeuse qui chaque jour perd de son empire, retrouvent peu à peu une partie de l'énergie qu'elles avaient perdue. Que de cures ont opérées ces temples lointains où se traînaient les malades, ces oracles qu'ils al-

laient interroger au fond de leurs forêts sa-
crées! Mais dans les miracles de ces voyages,
n'oublions pas ceux de la foi qui conjure
toutes les puissances de l'âme, et dirige contre
l'ennemi de la vie toutes les forces de la vie.

On l'accordera sans peine ; la médecine
n'est pas toute entière dans la pharmacie, et
de pareilles ressources, habilement ménagées,
ont contribué plus d'une fois à la réputation
du médecin et au salut du malade.

On accordera plus encore, et l'on avouera
que l'emploi exclusif de ces moyens est souvent justifié par la nature de la maladie, qu'au
moins il y a peu de chose à y ajouter pour
le traitement de ces affections dont une sensibilité trop exaltée est l'aliment ou l'origne.
L'homme qui en est atteint se complait dans
la solitude, et c'est à la solitude qu'il faut
l'arracher. Il y nourrit, il y aggrave des maux
dont le principe est dans son esprit ou dans
son cœur. Qu'il gémisse avec raison ou à
tort sur des pertes réelles ou imaginaires,
sur les revers de la fortune ou sur les dis-
graces de l'ambition , sur l'injustice des

autres ou sur sa propre folie ; il s'agit de le distraire ; et la distraction ne se commande pas. Mais qu'un sage conseil, donné sous la forme d'une prescription , l'entraîne au loin vers nos eaux minérales, le voilà tout-à-coup lancé dans un monde nouveau , au milieu d'une foule mouvante , inoccupée , exempte de soins, affranchie d'affaires, libre de devoirs, où chacun ne songe qu'à son rétablissement, et travaille , sans y songer, au rétablissement des autres. On se voit , on s'encourage, on se console mutuellement, en s'entretenant de ses maux : il est si doux d'en parler à qui nous écoute , et quel autre nous écouterait, avec l'intérêt de celui qui souffre lui-même ! que les heures qui s'écoulent dans de pareils entretiens se passent doucement ! que de douleurs ils calment ! que de tristes pensées ils détournent ! que de momens d'inquiétudes et de découragement ils préviennent ! Distrayez-vous, me dit froidement l'homme heureux dont jamais n'approcha la maladie ni le malheur ; il ne songe pas que pour me distraire , il fallait m'entendre.

Mais les désordres de notre économie ne sont pas tous dans la partie morale de notre être, et les maladies, même imaginaires, finissent par avoir des suites très-réelles. L'éloignement des lieux où les mêmes objets rappellent incessamment les mêmes idées, le changement d'air, de régime, d'occupations, d'habitudes, de société, guérissent quelques maux, en allègent beaucoup d'autres. Ce sont autant de conjonctures favorables où il est à propos de placer le malade : elles préparent, elles secondent puissamment l'efficacité du remède, mais elles ne le remplacent point.

Certes, ce ne sont point les charmes d'un beau site, qui guérissent un rhumatisme ; jamais le changement d'air n'a délivré le blessé des suites d'un coup de feu, et les plaisirs de la société n'ont pas fait déposer les béquilles à tel indigent qui, dans sa condition, a du moins cet avantage que les écarts de l'imagination compliquent rarement les maladies dont il est affecté.

Pour révoquer en doute les vertus intrinsèques des eaux minérales , il faut rejeter la tradition des siècles et le témoignage des médecins qui les ont administrées ; il faut contester l'authenticité des faits nombreux qui en déposent , et reléguer au rang des fables des milliers de guérisons opérées par leur usage, dans des cas où l'inefficacité des autres remèdes portait à regarder les maladies comme incurables ou destinées à le devenir prochainement. Il faut encore repousser les inductions de l'analogie, croire qu'il existe des causes sans effets, et que des principes, dont l'action sur les corps organiques est bien prouvée, peuvent exister en vain dans les eaux minérales pour les viscères qui s'en abreuvent et pour les corps qui s'y plongent.

Or , bien loin que ces principes perdent de leur activité par leur mélange avec les eaux, tout porte à croire que l'état de division où ils sont réduits, favorise leur distribution dans les diverses parties du corps. Portés par la boisson dans les premières voies , ils sont mis en contact avec différens viscères , absorbés par les vaisseaux lymphatiques, et entraînés par le torrent de la circulation jusques dans les dépendances les plus déliées du système vasculaire, ils pénètrent l'économie dans tous les sens, divisent les fluides, agacent doucement la fibre, accélèrent ses oscillations, et, en lui rendant le ton qu'elle avait perdu, rétablissent, de proche en proche, l'harmonie des mouvemens organiques. Les signes de cette action sont évidens : l'usage des eaux minérales provoque les urines, augmente la transpiration, détermine quelquefois des éruptions cutanées, rétablit des excrétions dont l'interruption ou la déviation produit si fréquemment des maladies opiniâtres. Des crises salutaires manifestent le pouvoir du remède, et, lors même qu'elles ne sont pas toutes assez apparentes pour être séparément aperçues, on les reconnait à l'effort expansif qui s'établit du centre à la circonférence, à la révolution générale qui s'opère dans le système.

Et n'est-ce pas à cette manière d'agir, perturbatrice peut-être, mais assez ménagée pour n'entraîner aucun désordre dans les corps usés ou vieillis ; n'est-ce pas à cette excitation modérée, lente, mais générale, que nous devons ces guérisons inattendues, en vain tentées à l'aide des remèdes pharmaceutiques, et dont les médecins des eaux sont fréquemment les témoins ? Ici les signes précurseurs de la santé ne sont pas toujours apparens ; souvent ils marchent sans se manifester ; il est rare que leur succession donne lieu à des observations précises, et, si l'on pouvoit s'exprimer ainsi, l'action du remède est chronique comme la maladie. Mais combien de fois aussi les eaux thermales signalent leur énergie par la prompte guérison de longues infirmités ! Des contractures rebelles, de fausses ankiloses, des tumeurs blanches, celles qu'occasionnent les rhumatismes chroniques, et surtout les rhumatismes goutteux, quelques espèces enfin de paralysies se dissipent avec une rapidité qui tient du prodige ; et ces cures, aussi marquantes que promptes, ne rendent pas la santé à un infirme, sans rendre l'espoir à tous. Leur effet se propage en quelque sorte sur chacun des témoins du miracle ; la confiance qu'elles inspirent seconde les soins du médecin et l'efficacité du remède. Isolé, renfermé chez lui, le malade qui eut cédé au découragement, trouve dans la compagnie des malades, les avantages que la nature de l'homme attache à toute société. Tout ébranlement se communique. La santé, qu'on me permette une expression hardie, la santé est contagieuse comme la maladie. Le rétablissement imprévu d'un malade est ordinairement le signal de guérison de bien d'autres.

Les eaux minérales sont l'un des moyens curatifs les plus anciennement en usage ; c'est peut-être celui qui a le moins subi les vicissitudes de la mode. L'antiquité a cru comme nous à leurs vertus ; et, pour peu que l'on se figure l'état où les Romains trouvèrent la Germanie et les Gaules, on ne peut s'empêcher d'admirer l'infatigable persévérance avec laquelle ils ont marché à la découverte de nos sources thermales dans les forêts les plus sombres, dans les réduits les plus cachés de nos montagnes. Il n'en est peut-être pas une, de quelque renom, dont l'histoire ne remonte à ces maîtres du monde, pas une où les traces de leur séjour ne soient signalées par des monumens de leur munificence.

Depuis les Romains, soixante générations ont cru aux propriétés de ces eaux; car on ne tiendra pas compte de ces âges de demi-lumières et de demi-civilisation, où la chimère de l'immortalité physique agitant toutes les têtes, les médecins arabes et les sectateurs de la philosophie hermétique comprenaient les eaux minérales dans la proscription de la médecine hippocratique, et de tous les moyens curatifs sanctionnés par l'expérience.

Sans doute l'ancienneté d'une opinion n'en constitue pas la solidité; il est des fables aussi vieilles que le monde. Mais celles-ci fuient ou repoussent la lumière, et celle-là n'a rien perdu à être éclairée. Plus les sciences d'observation se perfectionnent, plus elles justifient la confiance que les eaux minérales avaient inspirée. Ces faits transmis et célébrés d'âge en âge, ont été vérifiés de nos jours. On a mieux expliqué ce qu'avant nous on avait éprouvé comme nous. Les propriétés réelles ont pris la place des propriétés imaginaires; et les merveilles n'ont rien perdu de leur éclat, en sortant du domaine des miracles pour rentrer dans celui de la nature.

Honneur à nos maîtres! honneur surtout à Bordeu! Tant que ses travaux inimitables sur les eaux de Baréges subsisteront, on ne sera pas excusable de s'égarer sur la route qu'il a si habilement tracée. Sous la conduite d'un tel guide, l'observation marchera d'un pas circonspect mais assuré, laissant à une égale distance les préventions de l'enthousiasme et celles de l'incrédulité. Les faits seront établis avec cette précision qui dérive de la qualification exacte des circonstances. Où finit la certitude, là commence le doute, mais ce doute sage qui accuse nos moyens avant d'accuser les ressources de la nature, et nous engage seulement à redoubler d'efforts pour soulever le voile dont elle couvre ses secrètes opérations.

Ainsi procèdent les savantes écoles qui font aujourd'hui l'honneur de la médecine. Une doctrine uniquement fondée sur l'observation, a remplacé ce chaos de vains systèmes enfantés par l'imagination et qui survivaient rarement à celui dont l'éloquence ou le crédit les avait soutenus. Fidèle à l'esprit d'un siècle où l'on interroge la nature au lieu de prétendre à la deviner, la médecine a renoncé aux mystères des qualités occultes et à l'emploi de cette ambitieuse métaphysique dont l'artifice consistait à créer les causes pour en déduire les effets. Eclairée par la physique, par la chimie, elle marche de pair avec les sciences exactes. On ne disserte plus sur des suppositions; on examine des faits. Et certes, si jamais la raison a signalé ses progrès par une mémorable victoire, c'est lorsque le vrai savoir rentrant dans son apanage, a reconquis sur le charlatanisme et la superstition, un art secourable et consolateur qui leur étoit dévolu par les plus puissans mobiles des opinions humaines : l'espérance et la peur.

Les phénomènes que présentaient certaines sources étaient trop apparens pour ne pas attirer de bonne heure l'attention des hommes;

et la tradition de leurs propriétés physiques ou médicinales, tient sa place dans les plus anciennes pages de l'histoire. L'une se faisait remarquer par son intermittence, l'autre par sa chaleur ; celle-ci exhalait des vapeurs inflammables, celle-là des miasmes délétères. Agricola parle d'une source dont l'eau enivre et prive de la raison ; Pline, d'une autre dont les exhalaisons arrêtaient l'oiseau même dans son vol, et le frappaient d'une mort soudaine. Au rapport de Théopompe, les eaux de la fontaine de Dodone coulent seulement une partie du jour, et tarissent périodiquement pour reparaître à des heures marquées. Pline et Strabon nous en disent autant d'une source consacrée à Leucothoë, et qui se trouvait en Laconie. La fontaine du Parjure, dont Aristote nous entretient, est encore un phénomène de la même espèce peut-être que celui de l'intermittence. Mais que de siècles devaient s'écouler entre la perception de ces effets de la nature et les explications fondées sur la connaissance de ses lois ! Laissons aux détracteurs du savoir moderne leur admiration exclusive pour les temps antiques ; l'ami du vrai n'en gémira pas moins sur les obstacles que l'amour du merveilleux opposa aux progrès des sciences d'observation, chez des peuples, d'ailleurs si heureusement organisés, mais dont l'ardente imagination mit trop souvent le prestige à la place de la réalité. Les premières sciences furent présentées aux peuples sous des emblèmes mythologiques. Heureux si les ingénieuses allégories que, dit-on, ils renferment, n'eussent fait que des dupes et jamais des victimes ! Quand la fontaine du Parjure engloutissait les tablettes du serment, les moindres connaissances en physique auauraient arraché des martyrs à la superstition.

Aujourd'hui, rien de plus simple que l'examen d'une source minérale. On juge d'abord ses eaux sous le rapport de la transparence, de l'odeur, de la saveur, de la température, de la pesanteur spécifique. On considère leur volume, le mode particulier de leur émission, la nature du terrein d'où elles sortent et celle des dépôts qu'elles abandonnent.

Veut-on obtenir une connaissance plus

complète des principes qui les minéralisent?
Alors, sans doute, cette recherche exigera
plus de temps, plus de soins, des appareils
plus compliqués, des procédés plus rigoureux
et plus exacts. Pour amener l'analyse à ce
degré d'exactitude qui la distingue aujour-
d'hui, il ne fallait rien moins que la découverte des gaz et la création de la chimie pneu-
matique ; il fallait que des Macquer, des
Bergman, des Scheele, eussent conduit la
science jusqu'à ce point où l'œil du génie
aperçoit tout-à-coup ce qui lui manque; il
fallait des Lavoisier, des Priestley, des Ber-
thollet, des Guiton, des Chaptal, des
Fourcroy, pour remplir la lacune; il fallait
des Vauquelin, des Davy, des Klaproth, pour
aplanir et battre une route que plusieurs
d'entre eux avaient concouru à tracer. Mais
les moyens sont sûrs; et ce qu'il y a de plus
admirable dans les travaux de ces grands
hommes, c'est de les avoir mis tellement à la
portée des hommes ordinaires, qu'abstraction
faite de quelques erreurs de quantité, iné-
vitables peut-être, il n'est point d'eau mi-

nérale , quelque compliquée qu'en soit la composition, dont on ne puisse représenter séparément les principes connus , jusques dans leurs dernières subdivisions.

Quand je dis *les principes connus* , ce n'est pas sans raison que cette restriction m'échappe. La chimie a fait d'immenses progrès ; qui oserait assurer qu'il ne lui en reste plus à faire ? Nous croyons nos analyses bien complètes : nos devanciers n'avaient pas des leurs une opinion moins favorable. Boyle, Boulduc pensaient assurément avoir pris la nature sur le fait, puisqu'ils proposaient déjà l'usage des eaux artificielles composées d'après leurs procédés. Cependant nous y trouvons ce qu'ils n'y voyaient pas, et nos successeurs y découvriront peut-être ce que nous n'y soupçonnons guère. Mais fût-il vrai que nous eussions saisi dès-à-présent tout ce qui dans la nature se compte, se mesure et se pèse ; serait-il bien sûr que ces agens incoërcibles, impondérables, dont la présence est aussi universelle que leur existence est évidente, ne jouent pas un rôle dans les composés ? Les propriétés des eaux minérales sont-elles toutes du ressort de la chimie? Le fluide électrique, le fluide galvanique, la lumière dans tel état, le feu dans tel autre, s'ils n'agissent pas sur leurs principes constituans, ne concourraient-ils pas à l'effet qu'ils produisent, en prédisposant nos corps à le subir? Ces eaux enfin, transportées dans nos laboratoires, ne seraient-elles pas dans une condition presque analogue à celle des fluides extraits de l'économie animale, où l'analyse trouve tout, hormis le principe fugace de la vie? Et cependant tout est clair, tout est résolu pour certains spéculateurs. De grands établissemens nous fournissent à souhait des eaux de Baréges, de Cauterès, de Vichy, du Mont-d'Or; car on fait mieux qu'imiter, on devine la composition de celles dont il n'existe point d'analyse complète. Ce n'est pas assez de faire marcher de front ces Nymphes bâtardes avec les filles légitimes de la nature; on va jusqu'à leur décerner le droit d'aînesse. Nous apprenons, en lisant le troisième rapport sur les eaux artificielles de Lyon, *que ces eaux n'ont pas seulement de la ressemblance avec les eaux naturelles, mais qu'elles l'emportent sur elles par l'avantage de n'avoir aucun mélange étranger;... qu'elles doivent être plus actives, et par conséquent plus utiles dans les maladies où il existe des vices organiques.* Cette naïveté rappelle l'artiste qui offrait dernièrement aux boîteux des jambes de bois au moins aussi commodes que les véritables.

Je divise en quatre parties l'essai que je présente sur les eaux du Mont-d'Or : la première comprendra la topographie de la vallée et du village où ces eaux sont situées ; dans la seconde je traiterai de l'analyse des sources principales , et j'exposerai les phénomènes remarquables qui se manifestent quelquefois dans le bain de César et dans le grand bain ; j'examinerai, dans la troisième, les propriétés médicinales de ces eaux, leurs effets primitifs et consécutifs sur l'économie ; j'indiquerai, dans la quatrième, les maladies où elles conviennent , et je rapporterai des observations sur diverses affections traitées au Mont-d'Or.

Avant d'entrer en matière, je crois devoir donner un aperçu de ce qui a déja été publié sur le même sujet.

Belleforêt, dans sa Cosmographie, parle de la réputation des bains et des eaux du Mont-d'Or, qui y attire un grand nombre d'étrangers. Ce qu'il en dit ne présente d'autre intérêt que celui de la date ; il écrivait au milieu du seizième siècle.

Dans un mémoire inédit, qui remonte à l'année 1575, M. Chaduc se livre à des recherches touchant la destination d'un monument dont on voit les vestiges au Mont-d'Or; il pense qu'il a été construit par les Romains. Telle est aussi l'opinion de l'auteur du livre des Merveilles des eaux naturelles, imprimé en 1605, et celle de M. Dufraisse, qui en 1748 a donné une dissertation sur cet ancien monument.

Dans une thèse soutenue à Paris en 1699, par C. Trichard, et ayant pour titre : *An ut aquarum thermalium, sic et sanguinis vigor à sulphure?* il est aussi question des eaux du Mont-d'Or : l'auteur en exalte beaucoup trop les vertus, et ce qu'il dit de leur composition chimique, se ressent de l'inexactitude des analyses qui remontent à cette époque.

M. Chomel a joint à son Traité des eaux de Vichy, imprimé en 1734, un Traité des eaux du Mont-d'Or. L'auteur trace succinctement la topographie du lieu : il décrit les sources et les bâtimens qui les reçoivent, parle des vestiges du Panthéon dont il attribue la construction aux Romains, et des médailles nombreuses trouvées dans des fouilles. Il traite ces eaux par les réactifs, observe que celle du grand bain est moins limpide que celle du bain de César, et que la poudre de noix de galle la rougit plus faiblement. Après avoir dit quelques mots de l'usage des bains et de leurs vertus, il termine son mémoire par l'histoire de plusieurs affections très-graves qu'ils ont guéries.

On trouve dans les mémoires de l'Académie royale des sciences, année 1744, page 157, l'examen des eaux minérales du Mont-d'Or, par M. Lemonnier. Après avoir exposé leurs qualités sensibles, et décrit leurs édifices , ce savant distingué ajoute que les restes de bâtimens antiques qui sont dans les environs , prouvent incontestablement qu'elles sont fréquentées depuis long-tems. Il conclut de l'analyse qu'il en a faite , qu'elles contiennent de la sélénite , du sel marin , du sel alkali minéral , un peu de sel de Glauber , et une matière grasse et bitumineuse. De plus , il y a pris plusieurs bains ; et en se rendant compte de l'effet qu'ils ont produit sur lui , il est porté à penser que les sueurs dont ils sont suivis, se réduisent à une simple évacuation de l'eau que la peau avait absorbée , et ne peuvent être regardées comme l'effet d'une propriété sudorifique ou diurétique inhérente à ces bains. Il assure que ces sueurs fortifient le malade et ne déterminent aucune fonte d'humeur.

Selon M. Lemonnier , les eaux du Mont-d'Or sont utiles dans beaucoup de maladies chroniques , quand il faut rétablir les forces et la chaleur, non seulement dans quelques parties , mais dans toute l'habitude du corps ; il rapporte une cure dont il a été témoin : un laboureur âgé de plus de 60 ans, plié en deux, tout contrefait depuis dix ans par suite d'un rhumatisme, a été guéri après le sixième bain. Mais à l'égard des personnes dont la poitrine est affectée, sans considérer l'usage des eaux comme entièrement étranger à leur guérison, il est porté à l'attribuer plus particulièrement à la pureté et à la légèreté de l'air qu'on respire dans cette haute vallée, où le mercure ne se soutient qu'à 24 pouces et demi, et dont la température est très-variable, aux bons effets du voyage, à l'usage fréquent du lait, etc.

Il est fort probable que M. Lemonnier aurait accordé à ces eaux une plus grande part dans le succès, si les occupations qui l'avaient appelé dans ces montagnes, lui eussent permis de suivre de plus près les poitrinaires qu'on y traitait, s'il eût su que précisément le lait est interdit au plus grand nombre, que souvent le rétablissement préparé par l'usage des eaux n'a lieu qu'après qu'ils les ont quittées, et que, pour tirer des conclusions solides, il faut interroger les personnes qui les ont prises, plutôt que celles qui les prennent.

M. Lavialle du Masmorel, dans sa thèse
De aquis Montis Aurei ; Monspelii, 1768,
décrit les qualités sensibles de ces eaux, mais
n'en donne aucune analyse : il présente toute-
fois celles qui sont thermales, comme « con-
» tenant du fer, un sel nitreux, et un peu
» de terre, et celles qui sont froides, comme
» résultant du mélange des premières avec
» l'eau froide. Il indique la manière d'en faire
» usage, les cas où elles peuvent être utiles
» et les précautions qu'exige l'usage des
» bains, des bains de vapeur et des douches.
» Il rapporte ensuite vingt-une observations :
» cinq sur les bons effets de l'usage intérieur
» de ces eaux dans la vomique pulmonaire,
» la phthisie pulmonaire survenue à la pé-
» ripneumonie, et la toux hépatique ; six sur
» leurs mauvais effets dans la phthisie pul-
» monaire et l'ulcère du pylore ; six sur les
» bons effets de ces eaux, sous la forme de
» bains, dans la goutte, le rhumatisme, la
» paralysie survenue à la colique du Poitou,
» la perte de mémoire, les convulsions et
» les luxations ; quatre sur les mauvais effets

» de ces bains dans le rhumatisme partiel,
» accompagné d'atrophie, le rhumatisme
» dépendant de l'àcreté d'humeur, le rhuma-
» tisme avec toux convulsive, et la manie. La
» dissertation est terminée par une expé-
» rience, dans laquelle le poids du corps d'un
» homme a été augmenté d'une livre un quart
» après le bain ; d'où l'auteur conclut qu'il
» y a pendant le bain une absorption réelle
» des parties aqueuses » (1).

MM. Raulin et Macquart, le premier dans son Traité des eaux minérales en général, le second dans son Manuel sur les propriétés de l'eau, parlent aussi des eaux du Mont-d'Or : ils n'entrent dans aucun détail sur leurs pro-priétés médicinales; et ce qu'ils disent de leurs principes constituans, n'est qu'un extrait du mémoire de M. Lemonnier déjà cité.

Dans les observations que M. de Brieude a publiées sur ces eaux, en 1788, on trouve la description de leurs sources et de leurs édi-

---

(1) Catalogue raisonné des ouvrages publiés sur les eaux minérales, par M. Carrère.

fices. L'auteur parle du phénomène que l'on observe dans le bain de César, et il le rapporte à sa cause véritable. Il indique la manière dont on administre les eaux, établit les différences qui existent entre la diarrhée critique des pulmoniques, et la colliquative. Ce qu'il a écrit fait vivement regretter qu'il ne soit pas entré dans son plan de donner plus d'étendue à ce travail. On y reconnaît la touche d'un praticien consommé. M. de Brieude avait traité, pendant plusieurs années, des malades au Mont-d'Or : il en recommande les eaux dans un grand nombre de maladies, et assure que la source de la Magdelaine est une des meilleures que l'on connaisse contre la phthisie pulmonaire.

Le docteur Mossier, professeur de clinique interne à l'Hotel-Dieu de Clermont, a trouvé que chaque livre de ces eaux contient 3 grains 15 c. de carbonate de chaux, 0,35 de carbonate de magnésie, 0,20 de carbonate de fer, 3,05 de carbonate de soude, 0,73 de sulfate de soude, et 2,31 de muriate de soude.

Si des occupations d'une autre nature n'avaient alors empêché M. Mossier de mettre la dernière main à son analyse, la mienne serait inutile.

Pour compléter l'histoire de ce qui a été écrit sur les eaux du Mont-d'Or, il ne me reste plus qu'à rapporter ce qu'on en trouve dans un Traité sur les eaux de Bourbon-l'Archambault, imprimé en 1804. On y lit, page 184, note 100 : « Je crois remplir les vues » de beaucoup de praticiens, en plaçant ici » le tableau suivant, que j'ai fait avec exac- » titude et impartialité. » Dans ce tableau *impartial, véridique*, il est dit, page 185, que les eaux du Mont - d'Or sont dans le département du Cantal ; et l'on ajoute, « que » c'est la source *froide* de la Magdelaine, et » son voisinage des eaux thermales du Mont- » d'Or, qui doivent y attirer ceux dont la » poitrine est délicate. »

Ces eaux sont dans le département du Puy- de-Dôme, et elles font monter le thermo- mètre centigrade à 42 degrés.

J'ai puisé des renseignemens précieux dans quelques-uns des mémoires que je viens de

citer ; je dois beaucoup aussi aux entretiens
de plusieurs médecins distingués que j'ai eu
l'avantage de voir au Mont-d'Or, et aux con-
sultations de ceux qui y ont envoyé des malades. Mais ce qui m'a été et ce qui m'est
encore d'une utilité bien plus immédiate, c'est
la longue expérience de mon prédécesseur,
M. Peyronnet; ses communications amicales et
ses instructions journalières m'ont aidé puissamment. Durant les deux années qui ont précédé sa retraite précoce et volontaire, j'ai suivi
sa pratique et partagé ses travaux ; j'ai trouvé
et je trouve tous les jours dans cette institution
traditionnelle, dans cette clinique héréditaire,
un fond d'instruction que j'aurais vainement
cherché ailleurs, et que rien ne remplacerait
au Mont-d'Or, où l'administration des eaux
exige une grande habitude et une extrême
circonspection. C'est à M. Peyronnet aussi
que je dois plusieurs des observations que je
publie. Les personnes qui le connaissent, les
nombreux malades qu'il savait si bien conso-
ler et encourager, attesteront les droits qu'il
s'est acquis à leur estime et à leur reconnais-

sance. Trop heureux si, m'efforçant de marcher sur ses traces, je pouvais un jour, comme lui, réunir aux suffrages des hommes qui administrent le département du Puy-de-Dôme, ceux des malades qui fréquentent les eaux du Mont-d'Or.

RECHERCHES

SUR

LES PROPRIÉTÉS PHYSIQUES, CHIMIQUES ET MÉDICINALES

DES EAUX DU MONT-D'OR,

DÉPARTEMENT DU PUY-DE-DÔME.

PREMIÈRE PARTIE.

TOPOGRAPHIE DU MONT-D'OR.

—

I

Vallée. — La Dordogne. — Pic de Sancy. — Gorge des Enfers. — Fauchaison des herbes qui croissent sur les pics. — Le Capucin. — La grande Cascade. — Cascade du Queureilh. — Roche-Vendais.

LE village connu sous le nom du *Mont-d'Or* ou *Mont-d'Or-les-Bains*, composé d'une soixantaine de maisons, est à 23 kilomètres sud-ouest de Clermont. Sa longitude est de 0ᵈ 23ᵐ 49ˢ; et sa

3 *

latitude de 45ᵈ 33ᵐ 59ˢ. Compris autrefois dans
la Basse-Auvergne , il fait aujourd'hui partie du
département du Puy-de-Dôme. Il tire le premier
de ses noms des montagnes qui l'avoisinent , et le
second des eaux thermales qui sourdent dans son
enceinte. Il se trouve dans une vallée qui, vue de
son entrée, a la forme d'un fer à cheval. La longueur de cette vallée est d'une lieue et demie , et
sa plus grande largeur d'un quart de lieue.. A son
origine elle se dirige du sud-ouest au nord-est.
Fermée à gauche par les montagnes de l'Angle et
de Servielle, à droite par celles du Rigolet et de
l'Uclergue, celle du Mont-d'Or proprement dite
entoure circulairement sa partie supérieure et termine l'horizon en élevant ses cimes au-dessus de
tout ce qui les environne.

Les montagnes au milieu desquelles se trouve la
vallée, et qui ne formeraient qu'un seul plateau
sans la vaste et profonde coupure qui les divise,
sont bornées extérieurement , dans la majeure
partie de leur circonférence , par des contreforts ,
ou adossées à d'autres montagnes plus élevées, de
sorte qu'à vol d'oiseau il semble que deux vallées d'égale longueur , mais différentes en largeur,
soient inscrites l'une dans l'autre. A partir de leur
extrémité occidentale , ces montagnes s'élèvent
insensiblement en se rapprochant du pic principal

qui leur sert de nœud, qui donne son nom à la chaîne qu'il domine, et auquel elles servent de soubassement. Leur crête, bordée d'aspérités nombreuses, de roches qui semblent suspendues et prêtes à se détacher, est coupée par des ressauts, dont les plus saillans sont, à droite, la montagne du Capucin, et, à gauche, celle des Couseaux.

La pente des montagnes de l'Angle et de Servielle, exposée au sud, est triste et décharnée : elle est couverte de débris volcaniques ; on y voit néanmoins des parcelles de champs agrandies chaque année par le déblai des laves. Quelques touffes d'arbustes délassent la vue de cet aspect sévère, mais pittoresque.

Le sapin, le hêtre, le frêne, le sorbier, le cerisier-malais, l'alizier, le coudrier, décorent jusqu'à mi-côte le versant des montagnes opposées. Des champs sont interposés entre la lisière des bois et les riches prairies qui couvrent le fond de la vallée.

La montagne du Mont-d'Or, qui forme le rebord supérieur de la vallée, se termine par un cône auquel on a donné le nom de pic de Sancy. Ce pic est à 816^m ou 419^t au-dessus du village des Bains, et à 1888^m on 969^t au-dessus du niveau de la mer.

La Dordogne prend sa source à sa base, et s'élance dans la vallée par deux branches principales. De ces deux branches, l'une naît au pied du cône, près du chemin qui y conduit, dans une fondrière appelée *Creux du Mont-d'Or*, au dessus du mamelon de la *Craie*, où elle forme cascade. Une dixaine de sources peu éloignées les unes des autres, représentant par leur position un quart de cercle, viennent, en convergeant, se réunir près de ce mamelon.

A une centaine de pas, et sur la même direction, on trouve la source de la *Dogne*. Elle cotoie le mamelon de la *Craie*, en le tournant, et confond ses eaux, à sa base, avec celles de la *Dor*. L'angle que forment les deux sources avant de confluer, est occupé par un petit pré appelé *les Dordognes*.

De la Dordogne.

La Dordogne mérite à peine à son origine le nom de ruisseau. Son volume est augmenté par différentes sources, à mesure qu'elle avance dans la vallée ; des tributs qu'elle y reçoit, le plus considérable est celui du ruisseau de la *Cascade*. Les eaux de la Dordogne ont une pente rapide ; ses bords sont ornés de touffes de coudriers et de saules à cinq étamines. La truite et le chabot sont les souls poissons qui s'accommodent de la fraîcheur , de la limpidité et de la rapidité qu'ont ses eaux à la hauteur dont nous parlons. Elles serpentent dans la vallée , et en fécondent les belles prairies , après avoir varié et embelli par leurs cascades les divers paysages de ses montagnes. Elles y entretiennent la fraîcheur pendant les chaleurs de l'été , et contribuent au renouvellement de l'air. Leur cours ne s'annonce, le plus souvent , que par un doux murmure; mais quand elles sont grossies par la fonte des neiges ou par les orages, elles se précipitent avec fracas , roulent pêle-mêle des amas de sable ou de terre, des fragmens de rochers, des troncs d'arbres séparés de leurs racines, toutes substances qui exhaussent insensiblement le fond de la vallée.

La portion de pays dont je viens de donner une idée, est intéressante par les sites que présentent ses montagnes, ses pics, ses gorges, ses précipices et ses cascades. Quand on pénètre pour la première fois dans la vallée, on ne sait où arrêter ses regards ; on veut tout voir à la fois; on est pressé de jouir de ce tableau, comme s'il devait bientôt s'évanouir. Le premier sentiment fait place au désir d'examiner les beautés de détail. La *Cascade*, le *Capucin*, la *Gorge des Enfers*, et le *Pic de Sancy*, sont le but des premières courses indiquées aux voyageurs.

Pic de Sancy ou de la Croix.

On peut arriver à cheval ou en litière jusqu'à la base du Pic de Sancy ou de la Croix. De sa cime, difficile à gravir pour qui n'a point l'habitude des montagnes, un horizon sans bornes se développe à l'œil du spectateur : la vue y embrasse tous ces pics contemporains du vaste et terrible incendie qui ne les forma qu'en dévorant leurs aînés. Que de siècles se sont écoulés, avant que le tapis de verdure qui les recouvre, vînt offrir d'abondans pâturages aux nombreux troupeaux que l'on y voit errer ! Quelques nappes d'une eau pure et limpide, et différens ruisseaux dont l'œil suit avec plaisir les sinuosités, coupent et diversifient les plateaux verdoyans que l'on voit au-dessous de soi. La vue s'étend et s'arrête sur une partie de cette belle Limagne, dont les sites agréables et les riches productions font oublier la terre natale au voyageur qui la traverse (1). Là, des villes, des bourgs, des habitations rapprochées, attestent la douceur du climat et la fertilité du sol: ici, à peine voit-on quelques cabanes éparses et qui sont désertes encore pendant la moitié de l'année.

____

(1) Sid. Apol. epist. 21. lib. 4.

Gorge des Enfers.

En descendant du Pic de Sancy, on peut voir la Gorge des Enfers : creusée en entonnoir, elle n'est ouverte qu'à l'aspect du nord ; de vastes et profonds déchiremens sillonnent son intérieur, dont les parois sablonneuses sont tellement escarpées, que, par le tems le plus calme, la terre s'écroule spontanément de tous les points de leur surface ; aussi n'y voit-on aucune trace de végétation. Quand on se trouve sur les crêtes de la montagne, on ne peut jeter la vue au fond de cette déchirure, que lorsqu'on est couché sur le bord des précipices qui l'entourent. A quelques pas au-dessous de son ouverture, règne un cordon de lave porphyrique divisée en prismes déliés et qui se terminent en aiguilles. Le lugubre silence et l'horrible solitude de ce lieu ne sont troublés que par quelques oiseaux qui le traversent ou qui sont perchés sur ses aiguilles. Il est difficile de se défendre d'un frémissement involontaire, quand on les voit se déplacer pour voler d'une pointe à l'autre.

Fauchaison des herbes qui croissent sur les Pics.

Combien plus pénible est le frémissement que l'on éprouve, si, pendant ses courses, on aperçoit les bergers montagnards ou les habitans des environs, récoltant des herbes où la dent des animaux les plus agiles pourrait à peine atteindre ! La nécessité les a rendus hardis, sans qu'ils trouvent un dédommagement qui puisse compenser cette hardiesse. Une large ceinture de cuir les entoure ; elle est traversée par un anneau de fer, auquel est attaché le bout d'une corde, dont l'autre bout est fixé à un pieu enfoncé dans la terre. Ainsi retenus, ils promènent la faux sur les surfaces les plus escarpées. Si, dans ces régions âpres et élevées, le calme le plus constant ne se soutient pas entre le moment où l'herbe a été coupée et celui où l'on peut la recueillir, elle est disséminée comme la poussière que tourmentent les vents. Les grandes ambitions ne sont pas les seules dont la fortune se joue.

Le Capucin.

Le Capucin et la Cascade, l'un à droite et l'autre à gauche du village, en paraissent moins éloignés qu'ils ne le sont réellement. Un chemin rapide et frayé à travers les bois conduit au Capucin. Son sommet a la forme d'une calotte. Il repose sur d'énormes prismes de nature porphyrique. Un de ces prismes s'élève, en se détachant de la montagne ; vu de loin, il a quelque ressemblance avec un homme revêtu d'un capuchon. C'est à cet accident qu'est dû le nom de la montagne. Elle est en partie tapissée de gazon, et couronnée de quelques sapins que les vents et les orages ont dépouillés de leur écorce et de leurs rameaux. La vue y est bornée; mais on l'arrête avec plaisir sur la cascade, sur le village et les prairies du Mont-d'Or, sur la vallée, et sur la forêt de sapins dont les montagnes voisines sont couvertes.

La grande Cascade.

Il est plus difficile de monter à la grande Cascade qu'au Capucin : la côte en est escarpée, et les eaux qui l'ont divisée ont rendu les pentes du ravin très-brusques. Les débris de lave dont ces pentes sont semées, n'offrent qu'un appui trompeur et un sol qui fuit sous les pieds. Les roches et les arbres auxquels on se cramponne, garantissent de la chute. On est dédommagé de tant de fatigues, quand on est arrivé. En face, une immense coulée, coupée à pic, dont la base est évidée en arcade, et de tous côtés des blocs énormes gisant confusément avec des arbres abattus, forment un spectacle imposant, mais qui ne serait que monotone sans le ruisseau qui, se précipitant du haut de cet amphithéâtre, vient donner

la vie et le mouvement au tableau. Ses eaux s'é-
chappent en bouillonnant à travers les obstacles
qui s'opposent à leur passage. En minant peu à peu
le terrain sur lequel reposent les laves enlacées
dans les branches, les racines et les troncs d'arbres,
elles tendent constamment à détruire ces obstacles.
Elles les attaquent de front quand elles sont grossies par les orages : resserrées dans un étroit ravin,
leur vîtesse ajoute à leur masse ; elles précipitent
dans la vallée une partie de ce qui centrave leur
cours.

Cascade du Queureilh.

Le bas de la vallée a aussi ses paysages, plus
circonscrits il est vrai, mais qui ne méritent pas
moins d'être visités ; telle est la cascade du Queureilh, dont l'ensemble, moins sévère que celui de la
grande Cascade, captive plus longtems ceux qui
la voient, et leur laisse le désir de la voir encore.
Là, pendant les chaleurs de l'été, la verdure et
le bruit des eaux invitent au repos ; le sapin et le
hêtre, en mêlant leurs rameaux, présentent un
abri impénétrable aux rayons du soleil. Du haut
d'une coulée, coupée à pic comme celle de la
grande Cascade, mais moins élevée, tombe le
ruisseau du Barbier. Au bord de la coulée, ses
eaux sont divisées par un antique sapin dont

les racines semblent sortir du rocher. Bientôt elles se réunissent, et rencontrant dans leur chute et à la base de la cascade, des fragmens de roches, une partie se résout en vapeur. Cette atmosphère humide rafraîchit l'air environnant; elle se charge de l'arome qu'exhalent la fraise, la framboise, les fleurs et les plantes qui se trouvent dans le bas et sur les côtés de la cascade, le captive et embaume l'air qu'on y respire. J'ai vu cet endroit, transformé en salon, devenir le théâtre d'une joie aussi vive que généralement sentie. Des jours passés dans une gaieté aussi douce, charment l'ennui, suspendent ou diminuent les maux que l'on éprouve, et n'ajoutent pas peu à l'efficacité des remèdes.

Roche-Vendais.

On visite aussi avec intérêt la Roche-Vendais ou Roche du Siége; mais cette excursion est plus longue et plus fatigante. On la trouve sur la croupe de la montagne de l'Uclergue, entre le bord de la forêt et la rive gauche de la Dordogne. Le calme et la sécurité règnent aujourd'hui dans ces lieux qui furent jadis un théâtre de désolation et de brigandages. Sur cette roche on voyait, en 1389, un château appartenant au seigneur de la Tour, et abandonné depuis quelque temps.

Après la trève de 1389, entre les Français et les Anglais, et leurs alliés ou partisans, Aimérigot-Marcel, surnommé le roi des pillards, fut obligé de livrer au comte d'Armagnac le château d'Aloïse en Auvergne. C'est de ce château qu'à la tête d'un grand nombre de compagnons, il allait mettre à contribution les villes et les villages, et piller les riches marchands de la Provence qui traversaient l'Auvergne. Le repos était un tourment pour ces aventuriers ; les malheurs publics faisaient leur fortune, et l'impunité leur était garantie par les discordes civiles. Aimérigot jura la paix ; mais la guerre était dans son cœur, et, pour reprendre les armes, il n'attendait qu'une occasion favorable. Il crut l'avoir trouvée, lorsqu'en 1390, le duc de Bourbon, à la tête des plus vaillans hommes de France, s'embarqua pour seconder les Génois dans leur expédition contre les Barbaresques. Aimérigot réunit ses compagnons, leur rappelle les douceurs et les avantages de leur ancien métier ; et tous acceptent avec joie la proposition qu'il leur fait de se réfugier dans le fort de la Roche - Vendais. Ils fortifièrent ce château ; et « quand ils veirent, dit Froissard, qu'il estoit assez fort pour tenir contre siege et assauts, et que tous les compagnons furent montés et pourvus, ils commencerent à courir sur le pays, et à prendre prisonniers et rançonner ;

et pourveoir leur fort de chairs, de farines, de
cires, de vin, de sel, de fer, d'acier; et de toutes
choses qui leur pouvoient servir. Rien n'estoit qui
ne leur veneist à point s'il n'estoit trop chaud ou
trop pesant. Le pays delà environ, et les bonnes
gens (qui cuidoient estre en paix et en repos
parmi la tresve qui estoit donnée entre les rois et
les royaumes) se commencerent à esbahir, car
ces robeurs et pillards les prenoient en leurs maisons, et partout où ils les pouvoient trouver,
aux champs et aux labourages : et se nommoient
les aventureux. » L'Auvergne et le Limousin
étaient dévastés par Aimérigot. Les calamités dont
il était l'artisan eurent un terme. Robert de
Béthune, vicomte de Meaux, fut envoyé par
Charles VI, pour rendre la paix à ces provinces.
Après un siége de 6 semaines, il attira et prit dans
une embuscade Guiot-Dusel, lieutenant d'Aimérigot, sorti secrètement du fort pour aller chercher
du secours. Le Château de la Roche-Vendais fut
ouvert au vicomte de Meaux, par l'entremise de
son prisonnier, auquel il accorda la vie, ainsi qu'à
ses compagnons, la permission d'emporter tout
ce dont ils pourraient se charger, et un sauf-
conduit d'un mois pour se retirer où il leur plai-
rait. « Le vicomte de Meaux et les seigneurs aban-
» donnerent la Roche de Vendais à ceux du pays,

» lesquels entendirent tantost à la désemparer,
» rompre et briser tellement qu'il n'y demourâ
» muraille entiere, ne habitation nulle, ne pierre
» l'une sur l'autre. »

Aimérigot ayant appris la défaite des siens, alla demander un asile au seigneur de Tournemine, son cousin. Pour faire sa paix avec le duc de Berry, le seigneur de Tournemine fit charger de fers le roi des pillards, et l'enferma dans une étroite prison ; terrible prélude du supplice que ce monstre couvert de crimes ne tarda pas à subir. Celui qui avait violé tout ce que les traités, les lois et la morale avaient de plus saint, devait éprouver d'abord la violation des droits sacrés de l'hospitalité. On le conduisit à Paris, et « là, dit Froissard, il fut mené un jour en une charrette, en une place qu'on dit aux halles, et tourné au pilori plusieurs fois : depuis on lisit tous ses forfaits pour qui il recevoit mort... On lui trencha la teste : et puis fut escartelé, et chacun des quartiers mis sur une attache aux quatre souveraines portes de Paris. »

Sur cette roche, témoin de tant de forfaits, baignée de tant de pleurs, arrosée de tant de sang, qui fit abandonner la terre natale à tant de cultivateurs, et où n'aurait dû jamais retentir le fracas des armes, paissent tranquillement les troupeaux qu'on y conduit. La verdure qui la décore, les arbustes qui l'ombragent, offrent un doux repos au voyageur qui la visite, et la tranquillité dont il y jouit tempère l'amertume des idées que lui rappelle le souvenir du passé.

On aime d'autant plus à se rappeler ces courses, que le pays que l'on a visité diffère davantage de celui que l'on habite. Les souvenirs qu'elles laissent se rattachent à celui des personnes avec lesquelles on les a faites. Elles présentent non-seulement d'agréables distractions à quelques-uns des malades qui viennent au Mont-d'Or, mais encore elles sont, pour bien d'autres habituellement sédentaires, un motif d'exercice; et l'on sait combien l'exercice, dans un air pur, contribue à la curation d'un grand nombre de maladies. Ceux qui ont déjà parcouru ces lieux, parlent du plaisir qu'ils ont eu à les voir; et, chacun donnant à son récit des couleurs différentes, suivant les impressions qu'il a reçues et les rapports sous lesquels il les a examinés, il en résulte une foule de détails qui piquent la curiosité. Des parties de promenade sont liées; la marche des plus agiles est retardée par les soins et par les égards que l'on prodigue aux plus faibles; les uns et les autres sont entraînés par le plaisir d'écouter ou le désir de se faire entendre; et tel qui, après avoir perdu l'habitude d'exercer ses forces, en avait aussi perdu le sentiment, se trouve tout surpris de se voir loin de sa chambre sans secours étranger.

Mais combien ces courses sont plus intéressantes encore pour les hommes accoutumés à méditer sur les grandes révolutions de la nature, et qui ne viennent au Mont-d'Or que pour examiner la structure de ses montagnes et en recueillir les produits (1) !

Plantes.—Fruits.—Productions céréales.

Si le Mont-d'Or présente un grand attrait au minéralogiste, d'autres richesses y attendent aussi le botaniste. La végétation ne peut manquer d'intéresser ceux qui n'ont pas eu occasion d'herboriser dans les montagnes, et ceux même qui les ont le plus habituellement fréquentées. Il suffit de parcourir la Flore d'Auvergne, que nous devons au laborieux et respectable Delarbre, pour se former une idée de la physionomie végétale de cette contrée ; et si l'on fait attention au grand nombre d'espèces rares, ou même nouvelles, que

-----

(1) On trouvera, à la fin de la Topographie, un coup-d'œil sur la structure des Monts-d'Or : cet article m'a été communiqué.

des voyages de courte durée ont récemment procurées à MM. Lamarck, Desfontaines, Thouin, etc., on concevra sans peine qu'il y a encore de belles moissons réservées au botaniste qui ferait du Mont-d'Or l'objet spécial de ses recherches.

On y rencontre une multitude de lichens et de mousses, dont la plupart, peut-être, devraient être examinés de nouveau par des hommes très-versés dans les connaissances récemment acquises en cette partie. Je me contenterai de citer le *lichen islandicus*, parce qu'il a quelque réputation en médecine, et le *lichen parellus*, parce qu'il est d'un grand usage dans la teinture.

Quant aux vegétaux plus apparens, il est de mon sujet de recommander les espèces médicinales dont les montagnes abondent, et leurs vulnéraires, qui ne le cèdent en rien à ceux des Alpes (1).

---

(1) Je place ici, dans l'ordre des familles, quelques-unes des plantes les plus remarquables de cette contrée.

Osmunda *lunaria, crispa, spicans.*

Asplenium *ramosum.*

Acrostichum *septentrionale.*

Eriophorum *vaginatum, alpinum, angustifolium, triquetrum.* Hoppe.

Poa *rubens.* Willden.

Avena *pubescens, versicolor.* Fl. fr.

4 *

Le mirtille , la fraise et la framboise mûrissent avec profusion dans la vallée du Mont-d'Or et sur

---

Aira *montana, cespitosa.*

Festuca *aurea.*

Uvularia *amplexicaulis.*

Convallaria *bifolia, verticillata* , etc.

Juncus *maximus, spicatus, niveus, filiformis* , etc.

Veratrum *album*

Allium *victoriale, sphærocephalum, ursinum, nigrum.*

Lilium *martagon.*

Androsace *carnea , villosa.*

Euphrasia *minima.*

Pedicularis *foliosa , tuberosa.*

Veronica *alpina, montana.*

Erinus *alpinus.*

Betonica *alopecuros, hirsuta.*

Linaria *versicolor,* Decandolle. Fl. fr. - *alpina, origanifolia.*

Gentiana *lutea, pneumonanthe, verna, acaulis, nivalis* et aliæ.

Pyrola *secunda.*

Empetrum *nigrum.*

Vaccinium *uliginosum.*

Jasione *perennis.* Lamarck. Fl. fr.

Phyteuma *spicata , hemisphærica.*

Hieracium *alpinum , prenanthoïdes , grandiflorum.* Allioni. Willden.

Sonchus *plumierii , cæruleus.* Smith.

Leontodon *pyrenæum.* Gouan.

Carduus *eresythalis.* Jacquin.

Cnicus *spinosissimus.*

Centaurea *montana.*

les montagnes. La fraise y est d'une saveur exquise et d'un parfum qui la décèle dans ses modestes retraites.

SERRATULA *tinctoria.*
SENECIO *tenuifolius.* Jacq.
CACALIA *sarracenica, petasites.* Decandolle. Fl. fr.
DORONICUM *pardalianches.*
ARNICA *montana.*
MEUM *athamanticum.* Jacq. Smith.
ANGELICA *archangelica.*
PHELLANDRIUM *mutellina.*
IMPERATORIA *ostruthium.*
SELINUM *pyrenæum.* Gouan.
RANUNCULUS *platanifolius, aconitifolius, chœrophyllos,* etc.
ANEMONE *alpina.* Hoppe. Willden.-*apiifolia.* Hoppe.-*sulfu-* *rea.* Lin. Mant.
ACONITUM *napellus, lycoctonum.*
CARDAMINE *resedifolia, alpina.* Willd.-*amara, parviflora,* etc.
SISYMBRIUM *dentatum.* Allioni.
ARABIS *alpina.*
DENTARIA *enneaphyllos, bulbifera, digitata.* Decandolle. Fl. fr.
DRABA *aizoïdes.*
LEPIDIUM *alpinum.*
GERANIUM *sylvaticum, pyrenaicum* et alia multa.
DIANTHUS *monspessulanus, cæsius* Smith.-*alpinus.*
CERASTIUM *alpinum.*
SAPONARIA *ocymoïdes.*
SAXIFRAGA *stellaris, cespitosa, rotundifolia, cæsia, bryoïdes, burseriana,* etc.
CHRYSOSPLENIUM *oppositifolium, alternifolium.*

Le seigle , l'avoine et le sarrasin sont les seules plantes céréales que l'on y cultive ainsi que dans les environs.

La pomme de terre , dont la culture est ici réservée pour les terrains les plus ingrats, y gagne en qualité et en saveur ce qu'elle peut perdre en abondance.

RIBES *alpinum, petræum*. Jacq.

EPILOBIUM *spicatum, roseum*.Roth. Smith. *montanum* et alia.

CIRCÆA *alpina.*

SORBUS *aucuparia.*

MESPILUS *cotoneaster.*

ROSA *alpina , rubrifolia*. Vill. Delph.

RUBUS *glandulosus*. Bellardi.

GEUM *montanum.*

POTENTILLA *aurea , opaca ,* etc.

DRYAS *octopetala.*

OROBUS *sylvaticus.*

TRIFOLIUM *spadiceum.*

SPARTIUM *cinereum*. Willden.

GENISTA *tinctoria*. Var. - *latifolia lucensis*. J. B.

EUPHORBIA *hiberna , illyrica*. Lamarck. Dict.

SALIX *pentandra , sericea*. Decandolle. Fl. fr., et aliæ multæ.

MÉTÉOROLOGIE.

Neiges.—Nuages.—Orages.—Pluie.—Vents.—Température.
—Hauteur du baromètre.

Les Monts-d'Or sont couverts de neige pendant sept mois de l'année : il est rare que le mois de septembre s'écoule sans qu'elle blanchisse le pic de Sancy ; mais on la voit disparaître aussi rapidement que la variation atmosphérique qui en a déterminé la formation. Quant à la neige qui s'est accumulée pendant l'hiver, on en trouve, sur-tout à l'aspect du nord, des restes disposés en tables ou en bancs qui ont résisté aux premières chaleurs de l'été. Les vents du sud, et la pluie qui les accompagne, sont les agens les plus propres au déblai des montagnes. La neige qui a échappé à la première fonte, celle sur-tout qui a subi des gelées prolongées, présente de petits glaciers et résiste à l'action immédiate du soleil ; elle ne se fond que lentement : lorsque la terre est réchauffée, sa chaleur se communique à la surface de la neige en contact avec elle, les glaciers s'affaissent et se cernent insensiblement. L'eau découle de leur surface inférieure, même pendant la nuit, tandis qu'après le

coucher du soleil, leur surface supérieure se con-
gèle de nouveau. Une couleur terne indique la
place qu'occupaient ces petits glaciers ; mais bientôt la végétation y devient aussi vigoureuse que
sur les autres parties de la montagne.

Les neiges séjournent moins long-temps dans la
vallée ; cependant la température s'y ressent un
peu de leur présence sur les montagnes qui
l'environnent.

Le ciel du Mont-d'Or est plus souvent couvert
que celui des environs ; les nuages sont fortement attirés par le groupe des montagnes :
aussi la sérénité du temps qui préside aux projets
de courses qu'on y fait, ne se soutient-elle pas
toujours pendant le voyage. Une masse de nuages
couronne quelquefois le pic de Sancy quand
on y arrive, tandis que le ciel était pur au
moment du départ. Tantôt, chassés par un vent
qui les pousse avec plus de force que le pic
ne les attire, ces nuages s'en éloignent avec la
rapidité de l'éclair ; ils entouraient l'observateur,
ils sont déja loin de lui ; une nouvelle masse leur
succède ; non moins légère, elle ne voile pas plus
long-temps les rayons du soleil : tantôt, amon-
celés et immobiles ou tournoyant autour de la
montagne, ils dérobent le magnifique coup d'œil
dont la jouissance faisait l'objet de la course.

Mais c'est une bonne fortune pour le spectateur , lorsque, suspendus sous ses pieds, ils sont chargés de la matière de la foudre : élevé au dessus d'elle, il brave ses atteintes, il la voit déchirer, sillonner leurs flancs ténébreux ; il entend avec calme le fracas du tonnerre long-temps répété par les anfractuosités des montagnes : heureux cependant si la couche de nuages ne se soulève pas bientôt jusqu'à la région où il jouit de cet imposant spectacle ! on sent combien une pareille position serait alors périlleuse.

La cause qui attire et retient les nuages autour des Monts-d'Or, y rend aussi les orages plus fréquens. Les travaux de la campagne y sont souvent interrompus par la pluie , tandis que ce météore ne se fait pas sentir à une demi-lieue hors de la vallée. Les eaux qui la traversent en tout sens, celles que viennent y déposer les orages , la fonte des neiges ou des glaciers, la vaste forêt qui l'entoure en partie, fournissent des masses de vapeurs qui, retenues par les montagnes , se condensent et retombent en pluie pour être vaporisées de nouveau par l'action des rayons solaires. Cette alternation d'éclaircies et de brumes constitue un temps variable particulier à la vallée ; aussi l'air qu'on y respire est-il souvent froid et humide. Fournie par des eaux vives, cette humidité ne nuit pas à la santé des habitans ; aucuns gaz ou miasmes délétères ne sont combinés avec elle. L'économie animale, d'ailleurs, n'en est pas pénétrée : le froid qui l'accompagne donne du ressort à la peau, en augmente l'énergie, et diminue sa perméabilité.

Si le tonnerre est plus fréquent au Mont-d'Or que dans les environs, en revanche il n'y est pas dangereux. Les pics nombreux qui entourent la vallée font l'office de paratonnerres : ils sont foudroyés coup sur coup, lorsque l'orage est au dessus d'eux ; c'est ce que l'on voit très-distinctement, surtout pendant la nuit. Il ne se passe pas d'année que la foudre n'incendie des bâtimens ou ne tue des animaux dans la partie occidentale du département du Puy-de-Dôme ; on ne se rappelle pas qu'elle soit jamais tombée dans le village des Bains.

Sous le rapport de la température, l'année peut être divisée au Mont-d'Or en deux saisons ; l'hiver et l'été : à peine au commencement de mai y a-t-on quelques beaux jours. La fonte des neiges rend l'air vif et même froid ; l'abaissement de température qui résulte de cette fonte, est encore plus grand, si l'atmosphère est agitée. Les végétaux, ceux des montagnes sur-tout, ne commencent à poindre qu'à la fin d'avril ; ils y croissent et s'y développent avec une énergie proportionnée à la longueur de leur engourdissement. Quelques coups de tonnerre suivis d'une pluie abondante, fuffisent pour parer les montagnes de verdure.

Lorsque le temps est calme et serein, les chaleurs de l'été sont très-fortes dans la vallée; elles sont tempérées par la fraîcheur des nuits. Le soleil échauffe l'atmosphère et la terre; mais les quantités de chaleur que l'une et l'autre retiennent, diffèrent entre elles comme leurs densités.

Pendant le jour, les couches supérieures et inférieures de l'air, étant également dilatées, se tiennent dans leur position respective, à moins qu'elles ne soient agitées par les vents. Les conditions changent lorsque le soleil quitte l'horizon. Les couches supérieures se refroidissent et se condensent plus fortement que les couches inférieures : celles-ci sont déplacées par l'excès de pesanteur spécifique des premières; mais comme la vallée est profonde et que ses rebords, très-rapprochés, sont fortement échauffés par l'action du soleil, il en résulte qu'elle présente, sur-tout pendant la nuit, une température plus élevée que ne l'est celle des environs. Les nouvelles portions d'air qui s'y sont précipitées, doivent donc, en raison de la tendance du calorique à se mettre en équilibre, être raréfiées, remplacées par de nouvelles colonnes qui, à leur tour, éprouvent la même dilatation et subissent le même déplacement. Ce jeu, qui dure plusieurs heures, est probablement la cause du vent qui souffle au Mont-d'Or pendant les nuits d'été : il se lève un peu avant le coucher du soleil, descend en frémissant du haut des montagnes, et ne s'apaise ordinairement qu'à la pointe du jour; parfois il est impétueux, tandis que l'air est calme autour de la vallée.

Si, pendant le mois de septembre, les vents du nord-ouest soufflent, la pluie et la neige se succèdent. Les matinées et les soirées sont froides à la mi-septembre, à moins que le vent du sud ne domine, ce qu'on observe rarement à cette époque.

Les vents boréaux chassent devant eux des nuages qui, le plus souvent, ne s'élèvent pas au dessus des montagnes ; quelquefois ils les touchent sur tous leurs points, enveloppent leurs sommets et s'enfoncent dans leurs dépressions ; à peine ont-ils un mètre d'épaisseur. Leur surface supérieure ne présente d'autres inégalités que celles du sol sur lequel ils semblent se mouler : frappée par les rayons solaires, elle a une couleur argentine. Comme ils sont secs et denses, ils s'arrêtent parfois à la base des pics les plus élevés, qui paraissent alors sortir de leur sein, les dominent comme autant de promontoires. Cette sorte de nuages ne couvre ordinairement qu'une petite partie des montagnes; ils en parcourent successivement plusieurs surfaces, suivant la direction du vent auquel ils obéissent. Dans ce déplacement, ils rasent la terre sans s'élever au dessus d'elle. Ils restent ainsi disposés pendant plusieurs heures, se raréfient, s'élèvent ou se dissipent à mesure que le soleil prend de la force.

La marche des nuages et la température sont les seuls moyens à l'aide desquels on puisse distinguer les vents qui se font sentir dans la vallée. Ils y soufflent en tournoyant ou par rafales, et semblent venir du point opposé à celui d'où ils partent. Cette déviation dépend de la disposition du sol.

Le baromètre et le thermomètre (centigrade) observés soigneusement depuis le 1.er juillet 1809 jusqu'au 15 septembre de la même année, m'ont présenté les résultats suivans :

Baromètre.	plus grande élévation.. 0,684 mètre	29 août.
	plus grand abaissement. 0,665 *id.*	5 sept.
	hauteur moyenne.... 0,672 *id.*	
Thermomètre.	plus grand degré de chaleur.. 27	17 août.
	de froid.... 10	4 *id.*
	température moyenne..... 17	

Village des Bains. — Auberges. — Vestiges d'un ancien Temple.—Nécessité d'un Établissement thermal.

L E village du Mont-d'Or est situé au bas de la montagne de l'Angle, contre laquelle il est adossé. Il est à l'aspect du sud-ouest. Les maisons qui le composent sont bâties solidement, mais mal meublées et mal distribuées. Les auberges sont loin de ce qu'elles devraient être : néanmoins elles valent mieux que leur réputation ; on en dit tant de mal que l'on serait tenté d'en dire du bien quand on y arrive pour la première fois. Les tables sont généralement bien servies ; il y règne plus de profusion que de goût. L'homme qui a voyagé se trouve, au Mont-d'Or, d'une manière supportable. Le citadin, accablé de ses aises, se plaint et il a raison; mais il en est qui se soumettent de si bonne grâce à de petites privations, qu'ils les font tourner au profit de leur santé.

Si les habitans du Mont-d'Or entendaient mieux leurs intérêts, depuis long-temps ce village aurait changé de face. Livrés exclusivement à l'agriculture, à un mince commerce de bestiaux et de fromages, ils n'ont point calculé que leurs fonds seraient placés plus avantageusement, s'ils les employaient à des constructions. On n'acquiert, il est vrai, le sentiment du besoin des choses qui contribuent aux agrémens de la vie, qu'autant que l'on est en relation d'habitudes et de voisi- nage avec les personnes qui en jouissent; et si l'on avait construit, au Mont-d'Or, un hôtel où l'on pût trouver les aisances et les commodités nécessaires à des malades, je ne doute pas que chacun des habitans ne se fût empressé de réunir chez lui les mêmes avantages : leur fortune comporte les frais qu'exigent de pareilles améliorations. Près de deux mille malades viennent au Mont-d'Or tous les ans : ce nombre serait plus grand, si les logemens n'étaient pas aussi décriés que les eaux sont célèbres. Alors ces eaux ne seraient pas exclusivement fréquentées par les personnes qu'y conduisent le besoin et l'espoir de rétablir leur santé ; la certitude d'y trouver une société choisie, et le plaisir de visiter un pays qui mérite d'être vu, y attireraient des hommes riches et curieux, dont les dépenses seraient une nouvelle source de prospérité pour le département. La nature a semé avec profusion, dans cette vallée, de grands et vastes sujets d'étude et d'observations. Des vues majestueuses et pittoresques peuvent y occuper le crayon du dessinateur ; le minéralogiste y trouve des produits dignes de ses recherches ; les pensées du géologue y sont arrêtées par des masses auxquelles le travail des feux souterrains et des eaux a imprimé un caractère et des dispositions qui deviennent le sujet de ses méditations. Par la récolte qu'il a déjà faite, le botaniste juge de celle qu'il peut faire encore : les montagnes sont aplanies par la nouvelle plante qui l'invite à la cueillir ; en proie à la douce passion qui l'occupe et l'entraîne, éloigné des hommes, il ne tient plus à eux que par le désir et la satisfaction de leur rapporter de nouvelles richesses. Les montagnes couvertes de troupeaux, les forêts sombres et mystérieuses dont le silence n'est interrompu que par le murmure des eaux, exaltent la verve du poëte. Dans l'intérieur du village, le chimiste s'entoure des moyens que lui fournit la science, pour connaître la composition des eaux ; le médecin scrute leur action sur l'économie animale ; l'antiquaire examine le style des morceaux de sculpture échappés aux injures des siècles, tandis que l'architecte rassemble les tronçons épars des colonnes, et réédifie par la pensée les monumens dont s'enorgueillirent jadis les thermes du Mont-d'Or, et que le philantrope voudrait voir s'élever de nouveau.

On trouve dans l'intérieur du village et sur différens points de la vallée, des vestiges d'un ancien monument. La place sur laquelle on en voit plu-

sieurs débris porte le nom de Panthéon. Cette dénomination conservée par la tradition l'est encore
par les titres des anciens seigneurs du Mont-d'Or ;
les terres qui sont aux environs de cette place,
sont désignées sous le nom de terroir du Panthéon, dans des écrits dont la date remonte à
1420. Il existe dans la cave d'une auberge une
colonne ornée de bas-reliefs, qui paroît n'avoir
éprouvé aucun déplacement. Sa hauteur est de
deux mètres un tiers ; elle est dégarnie de son
chapiteau ; la moitié de sa circonférence est en-
clavée dans une muraille ; des bordures en divisent la surface en compartimens rectangulaires.
On remarque différens sujets dans ces compartimens, tels que des boucliers de la forme de ceux
que les Romains nommoient *pelta* ; des enfans
portant sur la tête des corbeilles de fleurs ou de
fruits. Le tronçon supérieur représente un pal-
mier renversé.

Sur un pilastre tenant à la colonne, aussi élevé
mais moins avancé qu'elle, on voit un ornement
de la nature de ceux que l'on appelle arabesques.
Il représente une plante prolifère, sortant d'un
vase ; des génies ailés sont assis sur des découpures
du limbe de la fleur.

La partie extérieure de la muraille, correspondante à la colonne, enclave également d'autres

pierres ciselées , où le goût et la facilité de l'artiste se montrent dans l'attitude et l'action de
quelques figures. Près de ces figures , sont des
ornemens qui semblent relatifs à des sacrifices ,
et un autel d'où la flamme paroît s'élever.

Nul doute que la conservation de la belle masse
dont je viens de parler , ne soit due à la place for-
tuitement heureuse qu'elle occupait. Elle épar-
gnait les frais d'une portion de muraille ; et , sans
cet intérêt immédiat , peut-être , comme les deux
Renommées que l'on voyait autrefois au Mont-
d'Or , serait-elle aujourd'hui brisée et enfouie dans
des fondemens ?

Près de la fontaine de la Magdelaine , on voit
deux tronçons de colonne du même style , et qui
présentent à-peu-près les mêmes ornemens. Dans
un des compartimens , on remarque deux oiseaux
dont il est difficile de déterminer l'espèce ; dans
un autre , un troisième oiseau représentant un
cygne ou une oie. « On sait , dit M. de Caylus ,
quel cas les Romains faisaient de cet animal , qui
leur avait rendu un service important. D'ailleurs , sa forme et ses mouvemens , qui sont favorables au dessin et aux ornemens , ont encore
contribué à le faire représenter souvent sur les
monumens romains. » La disposition de ces tronçons est telle , que les figures sont renversées : ils

servent de support à une croix. Ce n'est pas la première fois qu'on a vu des signes du christianisme entés sur les monumens des cultes qui l'ont devancé. Ces tronçons ont un mètre de hauteur et autant de largeur.

La même forme, les mêmes dimensions, le même style et la même nature de pierre font remarquer deux de ces fragmens qui se trouvent à l'entrée de l'église, et ceux qui ont été roulés accidentellement ou traînés dans la vallée, à des distances plus ou moins grandes du village..

Les deux premiers sont ornés d'une tête de Vestale, et de génies ailés. La ressemblance de ces figures avec celles de la Vierge et des Anges, aura probablement valu à ces tronçons la place distinguée qu'ils occupent.

Un grand nombre de médailles ont été recueillies dans des fouilles qui ont mis à découvert des pavés, des portes et des fenêtres encore en place.

Tout annonce donc un sol moderne et l'existence d'un ancien temple au Mont-d'Or. Quand ce monument fut-il construit? quelle était sa destination? quel en fut l'auteur? On ne peut former que des conjectures à cet égard; et si ces questions pouvaient être résolues, ce serait aux hommes qu'une connaissance profonde du style particulier aux différentes époques de l'architecture,

rendus habiles dans l'art d'assigner à chaque siècle
et à chaque peuple les productions qui les distin-
guent, qu'il appartiendrait d'en donner la solution.
Les écrits parvenus jusqu'à nous ne fournissent
point de renseignemens qui puissent jeter quelque
lumière sur ces questions. Une succession de car-
nages, d'incendies et de dévastations, couvrit l'Auvergne de ruines, pendant les premiers siècles de
l'ère chrétienne (1). Ce que, dans le cours de
leurs rapides et lointaines conquêtes, les Romains
avaient détruit de chefs-d'œuvre, et qu'ils essayè-
rent ensuite de transplanter, d'une main moins
barbare mais encore peu polie, dans les pays
soumis à leur domination, fut détruit, dans les
Gaules, par Evarix et ses Goths (2). Ils renver-

---

(1) Quas tu lacrymas, ut parens omnium, super ædes incendio prorutas, et domicilia semiusta fudisti ! Quantùm
doluisti, campos sepultos ossibus insepultis !

Sidonius Constantio, epist. 2, lib. 3.

Videas in ecclesiis aut putres culminum lapsus, aut val-
varum cardinibus avulsis, basilicarum aditus hispidorum
veprium fruticibus obstructos. Ipsa, proh dolor ! videas
armenta, non modò semipatentibus jacere vestibulis, sed
etiam herbosa viridantium altarium latera depasci.

Idem, epist. 6, lib. 7.

(2) Evarix, rex Gothorum, Arverniam longâ obsidione
vallavit, cæde, ferro et incendio depopulatus est.

Comm. de Savaron sur Sid. Ap.

sèrent ces monumens, ces villes, ces écoles devenues l'ornement de l'Auvergne, qui lui faisaient
oublier son asservissement, et dont l'éloquent
Sidoine Apollinaire, et après lui Grégoire de
Tours, déplorent la destruction. Comme cette destruction ne fut point particulière aux villes, mais
qu'elle s'étendit sur les campagnes, ainsi que le dit
Sidoine Apollinaire, il est à présumer que le Panthéon du Mont-d'Or fut enveloppé dans la proscription des autres édifices remarquables de l'Auvergne.

Cette conjecture ferait remonter la construction du Panthéon à des temps antérieurs à ceux
où Sidoine a vécu.

L'auteur des Merveilles des eaux naturelles
donne d'assez longs détails sur les restes épars de
ce monument : il pense qu'il a été construit dans les
temps où l'Auvergne était sous la domination des
Romains. Telle est aussi l'opinion de M. Chaduc,
qui, en 1575, fit une description très-détaillée,
mais inédite, de ces antiquités. Dans une dissertation publiée sur cet objet en 1748, M. Dufraisse dit : « A la vue des antiquités du Mont-
» d'Or, soit pour la correction du dessin, soit
» pour l'élégance des attitudes, on peut décider
» que ce sont des ouvrages des Romains, et
» même du temps des premiers Césars.

« Mais à quel usage étaient destinés les édifices
» qu'ils y avaient élevés? Ce lieu et ses environs,
» qui sont des plus sauvages, auraient toujours
» été ignorés sans les sources qui s'y trouvent et
» qui forment des bains très-salutaires, et par
» conséquent très-fréquentés. Ce sont donc ces
» bains qui ont mérité l'attention des Romains et
» qui les ont portés à les décorer.

» Parmi les monumens en question, il y en a
» qui sont relatifs à des sacrifices ; d'autres qui
» étaient destinés à des gymnases ou lieux d'exer-
» cices ; les autres enfin n'étaient que de sim-
» ples ornemens d'architecture, sans aucune re-
» lation.

» Il n'est pas étonnant que les Romains se soient
» ménagé un lieu destiné aux exercices du corps
» auprès de ces bains. De pareils édifices étaient
» ordiuairement joints ensemble ; de sorte que si
» l'on voit sur ces restes de colonnes du Mont-d'Or
» des bas-reliefs représentaut des génies qui tien-
» nent en main des anneaux ou des ballons, il
» faut attribuer ces ornemeus aux exercices du
» corps, auxquels les édifices qu'ils décoraient
» étaieut destinés.

» Un autre de ces bas-reliefs est relatif à des
» sacrifices. Les autels et les autres attributs qu'on
» y découvre en fixcnt la destination. »

Deux planches sont jointes à la dissertation de M. Dufraisse; elles sont extraites du porte-feuille de M. Chaduc. A l'époque où celui-ci visita et fit dessiner les antiquités du Mont-d'Or, peut-être était-il possible de distinguer ce que les génies tiennent à la main : on ne peut le reconnaître aujourd'hui. On voit, sur une de ces planches, une partie du monument qui depuis cette époque a été brisée ou enfouie. Il n'est pas étonnant que deux siècles et demi aient beaucoup ajouté à l'altération de ces bas-reliefs, qui se trouvent dans un pays très-rude, et qui sans doute ont éprouvé de nombreux déplacemens.

Parmi les tronçons épars, il en est qui sont frustes, mais que l'on reconnaît aisément à un air de famille pour avoir appartenu au Panthéon. Il serait à désirer que l'on recueillît tous ces restes curieux et qu'ils fussent mis à l'abri de l'injure des temps, et des entreprises des habitans, qui les emploient à de nouvelles fondations. Il faut espérer qu'ils seront réunis un jour dans l'établissement thermal que l'on élèvera au Mont-d'Or.

Plusieurs administrateurs de l'Auvergne sentirent combien la création de cet établissement, que réclamait et que réclame encore l'humanité souffrante, importait à cette province; mais ils ne s'en occupèrent que faiblement.

M. de Chazerat, dernier intendant de la province, y mit un bien plus grand intérêt. Il de-
manda et obtint un arrêt qui l'autorisait à faire
construire un hôtel où les eaux seraient convenablement distribuées. Des fonds furent accor-
dés pour cet objet et pour ouvrir une grande
route. Ce dernier point fut seul rempli : il était
d'autant plus important, qu'avant l'ouverture de
ce chemin on ne pouvait arriver au Mont-d'Or qu'à
cheval ou en litière. Déjà les fondemens (1) de
l'hôtel, construits à grands frais, s'élevaient au-
dessus du sol ; les matériaux nécessaires à sa con-
fection étaient sur place ; tout annonçait que le
Mont-d'Or allait changer de face, quand la Révolution suspendit indéfiniment un travail si important.

Depuis que des jours plus heureux ont lui pour
la France, les préfets qui ont successivement administré ce département, ont désiré de donner
à ces eaux l'étendue de distribution que comporte leur volume. Nul d'entre eux n'a embrassé
avec plus de sollicitude et de persévérance un pro-

---

(1) Ces fondemens furent bâtis sur pilotis. C'est en les
creusant, que l'on trouva, à une grande profondeur, des
médailles, des pavés, des portes et des fenêtres encore en
place.

jet si louable et si utile, que celui à qui sont dus en grande partie les superbes travaux entrepris pour la conservation des eaux des Pyrénées (1). Là, de concert avec M. Lomet, il réduisit en principes l'art d'écarter les lavanches, celui de dompter les torrens; il enseigna les moyens de tirer toutes les améliorations dont le produit et la situation des eaux minérales les rendent susceptibles. Pendant deux années consécutives, M. Ramond a visité le Mont-d'Or à l'époque où il y a le plus d'étrangers; il a gémi de l'état d'abandon où se trouvent des eaux si célèbres et si fréquentées. Espérons que le Gouvernement accueillera les projets qu'il présente pour la restauration de ces thermes (2).

Les habitans du Mont-d'Or sont casaniers. Leur travail pendant la saison des eaux leur procure des ressources pour alimenter leurs familles le reste de l'année; aussi n'émigrent-ils pas en hiver. Ils

---

(1) Mémoire sur les eaux des Pyrénées, an 3.

(2) Dans son second voyage, M. Ramond a fait rendre à sa première destination l'ancienne place du Mont-d'Or, envahie par les eaux et les décombres. On a pratiqué des canaux pour l'écoulement des eaux, fait un remblai de deux tiers de mètre de hauteur, et entouré de murs cet espace que l'on a sablé et que l'on va planter.

ont cette activité que donnent les forces musculaires et l'empire de l'habitude. La réputation de
probité dont ils jouissent, leur est justement acquise; il n'y a point de voleurs parmi eux. Leurs
mœurs et leur industrie sont ce qu'elles étaient
il y a plusieurs siècles; ils n'ont ni gagné ni perdu
à la fréquentation des étrangers. Ce commerce,
au surplus, n'a pas diminué leur obstination à ne
point sortir du cercle de ce qui se pratiquait avant
eux. Cette inertie s'opposera long-temps à toute
amélioration dans le village, à moins qu'une forte
impulsion ne leur soit communiquée.

Il n'y a pas de maladies endémiques au Mont-
d'Or; l'air qu'on y respire est très-salubre.

Le goître y est inconnu ainsi que dans les environs; ce qui dépose contre l'opinion des personnes qui attribuent cette maladie à la vivacité des
eaux, et à leur mélange avec celles que produit
la fonte des neiges.

MINÉRALOGIE DES MONTS-D'OR.

Les Monts-d'Or, ou pour mieux dire, les *Monts Dores*, forment un groupe très-étendu, dont le sommet principal porte le nom particulier de *Puy de Sancy*, et dans l'usage vulgaire celui de *Puy de la Croix*. Le circuit de ce groupe n'est pas moindre de dix-huit lieues ; il s'allonge dans le sens du nord au sud, direction qu'affectent en général, soit dans leurs portions, soit dans leur ensemble, tous les groupes, toutes les chaînes de montagnes dont cette partie de la France est hérissée.

Les cimes les plus remarquables du groupe, après le Puy de Sancy, sont : *le Puy Ferrand*, *la Drébise*, *Cacadogne*, *le Puy de l'Angle* et *du Bœuf*, *la Croix-Morand*, *Baladon*, *l'Aiguiller*, *Loueëre le Roc-Blanc*, *la Banne* ou *Corne d'Ordenche*, *le Mont-de-Bosc* et *l'Uclergues*. Entre ces pics, s'ouvrent les vallons dont cette masse est sillonnée dans toutes les directions, et d'où sortent diverses rivières, telles que la Dordogne, la Sioule, les Couses, etc.

Toutes ces montagnes reposent sur le sol primitif; elles sont superposées à ce vaste plateau de granit qui se moutre à découvert dans une grande partie du département du Puy-de-Dôme et des départemens voisins, plateau qui va en s'abaissant peu à peu depuis le centre de la France jusqu'à ses côtes occidentales.

Cependant, les déchirures même les plus profondes du Mont-d'Or mettent rarement le granit fondamental à nu. Il se cache de toutes parts, et on ne l'aperçoit, à ma connaissance, qu'au bas de la vallée des Bains, au-dessous de *Murat-le-Quaire* (Murat-le-Comte), au lieu appelé *la Bourboule*, où cette roche se montre en décomposition et passant à l'état de kaolin. La Bourboule est encore remarquable par une source d'eau minérale, dont la nature ne permet pas de croire qu'elle ait son origine dans la masse granitique qui lui livre passage.

Dans les autres déchirures, ce que l'on trouve le plus ordinairement au-dessous des couches les plus basses de la roche du Mont-d'Or, est un dépôt blanc, argileux et souvent feuilleté, que les minéralogistes d'Auvergne ont mal-à-propos regardé comme un tripoli. On y rencontre quelques débris ponceux. Ce dépôt tient ici la place que les wakes occupent dans le système basaltique. On retrouve des couches analogues entre les diverses assises porphyriques ; leur nature et leur position concourent à les faire regarder tantôt comme le résultat de la décomposition des roches adja-centes , tantôt comme des débris de ces roches, remaniés par les eaux.

Quant à la roche elle-même dont la masse des Monts-d'Or se compose , elle est principalement feldspathique, et ordinairement sous la forme por-phyrique. Ses variétés sont nombreuses. Tantôt elle se rapproche de la roche du Puy-de-Dôme , tantôt de celle du Cantal ou du Mezen. On voit clairement que toutes ces roches appartiennent à une même série ; que toutes ces montagnes, actuellement fort distantes , font partie d'un même système ; et qu'un même événement ou un même ordre d'événemens leur a donné nais-sance. Beaucoup de minéralogistes pensent au-jourd'hui qu'elles sont d'origine volcanique. La composition des Andes, telle que M. de Humboldt nous l'a fait connaître, donne beaucoup de crédit à cette opinion ; et pour la partager avec les géo-logues français , il ne manque peut-être aux nep-tuniens les plus prévenus que d'avoir vu et bien vu le Mont-d'Or.

Sans doute on serait fort embarrassé de mon-trer les cratères d'où ces laves porphyriques ont été vomies ; mais si l'on considère que les montagnes qui en sont formées n'ont aucun rapport de figure ni de dimension avec les amas dont elles sont les restes; que ces restes, actuellement morcelés sur une étendue immense , doivent avoir eu la continuité que leur commune direction annonce ; que cette continuité n'a pu être détruite que par de très - grands accidens ; qu'il a fallu des affaissemens considérables , des alluvions impétueuses, d'énormes débâcles, pour ruiner un pareil édifice et en disperser les décombres ; on concevra sans peine que les cratères , construits de débris mobiles , ont disparu les premiers ; que ces bouches sont peut-être où on les soupçonne le moins , et que , vu l'immensité de ce qui nous manque , il est fort inutile de le chercher dans ce qui nous reste.

De même , on pourrait s'en prendre aux révolutions que ces montagnes ont subies , si l'on était dans l'impossibilité de démontrer l'existence des laves poreuses , fritées , vitrifiées , qui ont dû accompagner l'éruption de ces énormes coulées de laves porphyriques compactes. Les alluvions , les débâcles auraient pu les entraîner à de telles distances qu'elles se fussent pour jamais soustraites à toutes nos recherches. Heureusement pour le système vulcanique , ces substances ne sont pas si loin ; elles constituent les longs coteaux qui forment les grandes vallées orientales : depuis le Mont-d'Or jusqu'à l'Allier, à Pardines et au Perrier, à Montaigut-le-Blanc, à Monton, à Neschers, etc. on les rencontre formant d'immenses dépôts, dans lesquels abondent les laves pumicées et vitreuses, Enfin, encore plus près du Mont-d'Or, dans une vallée au-dessous du *Puy-Gros* et au voisinage du village de *Genestous*, M. Cocq, commissaire des poudres à Clermont, a découvert l'année dernière l'*obsidian - porphyr* de couleur noire et verte, constituant une coulée qu'il a observée sur place.

Ces substances, où le feldspath se montre à tous les degrés d'altération ignée, depuis la simple perte de transparence jusqu'à l'état fibreux et jusqu'à la ponce proprement dite, sont aux coulées porphyriques compactes, ce que les laves poreuses, boursouflées, cordées, les rapilli et les pozzolanes sont aux laves denses de nature trapéenne, ce que les produits des îles ponces sont à ceux du Vésuve. Leur nature et leur gisement les rapportent au Mont-d'Or; et, dans la question de l'origine de ce groupe de montagnes, l'existence de pareilles déjections ajoute une preuve directe aux inductions de l'analogie.

Le minéralogiste fera d'intéressantes collections dans ces dépôts, qui sont le répertoire des accidens; il n'en fera pas de moins utiles à la science, dans les immenses coulées de laves compactes qui constituent la masse du Mont-d'Or.

Ces laves sont feldspathiques ; mais leur contexture varie de place en place avec les mélanges qu'elles ont subis. Leur couleur passe du gris foncé au gris blanc ; elles contiennent des cristaux de mica, d'amphibole, des grains de fer attirables par l'aimant, de la pictite ; quelquefois elles enveloppent des débris de scories. Tantôt elles ont l'aspect des porphyres, tantôt le feldspath est si dominant qu'il paraît les former en totalité. Les cristaux sont ou simples ou mâclés : ces cristaux se séparent spontanément de la masse, lorsque la lave tombe en décomposition. Il est facile d'en recueillir diverses variétés bien caractérisées, sur-tout au-dessous de cette grande cascade de la Dordogne, qu'on appelle la cascade du Mont-d'Or. Dans ce même lieu, on remarque un escarpement d'accès très-difficile, d'où l'on extrait des cristaux assez volumineux de fer oligiste. Enfin, à l'extrémité supérieure de la vallée, au-dessous des chutes de la Dore, on rencontre une brèche qui contient du soufre en masse ; et, en descendant de là jusqu'à la gorge de *Prentigarde*, on peut recueillir une foule d'échantillons, tous intéressans par la diversité des formes que revêt la lave, et par la variété des substances qu'elle renferme.

Tantôt cette lave est accumulée en masses amorphes ; tantôt elle devient feuilletée ; ailleurs elle se divise en prismes grêles et allongés. Il est difficile d'en voir de plus beaux que ceux qui se présentent à nu dans l'escarpement oriental de *Cacadogne*.

A Roche-Sanadoire et à la Tuilière, montagnes autrefois réunies, maintenant séparées, qui terminent au nord le système du Mont-d'Or, la lave feldspathique devient un véritable *klingstein* façonné en prismes ; ces prismes sont divergens à Roche-Sanadoire, parallèles et souvent verticaux à la Tuilière. Ici ils se délitent en feuillets si minces qu'on les exploite pour la couverture des toits. C'est dans cette roche que M. Weiss a trouvé certains cristaux bleuâtres, trop petits pour être exactement déterminés, mais qu'on a cru devoir rapporter à l'*hauïne*.

Mais le système des laves porphyriques n'est pas le seul qui se montre au Mont-d'Or ; et c'est une prérogative fort remarquable des montagnes de l'ancienne Auvergne, que de mettre successivement en regard tous les produits de la liquéfaction ignée, quand les autres contrées volcaniques ne les présentent que séparés et dans un état d'isolement qui en a plus d'une fois imposé sur leur véritable origine. Au Mont-d'Or, les basaltes sont superposés aux laves feldspathiques, comme un peu plus loin les plateaux basaltiques servent de base aux coulées des volcans modernes. On remonte pas à pas de l'une de ces déjections à celle qui l'a précédée dans l'ordre des temps. L'analogie conduit : on procède de conséquences en conséquences ; des comparaisons mille fois répétées habituent peu à peu les yeux à discerner le type particulier qu'un agent unique a uniformément imprimé aux matières diverses sur lesquelles il a exercé son action, et l'on reconnaît la lave dans les porphyres les plus vifs du Mont-d'Or, comme on l'a reconnue dans le basalte le plus dur, comme on l'a vue dans la partie compacte des laves modernes les mieux caractérisées.

On ne saurait indiquer la bouche d'où les basaltes du Mont-d'Or sont sortis ; mais on peut affirmer qu'ils ne sont pas loin de leur origine, car on rencontre des scories très-fraîches à la cime de *la Drébise*. C'est probablement de là qu'est partie la coulée dont les restes sont adossés aux deux pentes de la vallée des Bains. A l'ouest, elle se termine au-dessous de *Rigolet-Bas*, et présente dans ce lieu des colonnes fort hautes et assez régulières. Du côté opposé, le même comble paraît former l'escarpement d'où tombe la cascade de *Queureilh*, vulgairement appelé *l'Écureuil*.

D'autres coulées basaltiques se [...] dans différentes parties du Mont-d'Or. A [...] garde, des prismes obscurément terminés, se décompo-sent en boules, et sont mêlés à du tuf volcanique. Sur la route de Murat, les prismes sont plus dis-tincts, et quelquefois couchés horizontalement.

Des coulées de même espèce bordent tout le côté oriental ; et si l'on considère leur direction, l'inclinaison des pentes, l'identité de ces basaltes avec ceux qui forment les plateaux de la Limagne, on est tenté de croire que ces derniers n'ont pas d'autre origine, et que tous ces plateaux, actuel-lement morcelés sur les éminences dont la plaine est dominée, remontent au Mont-d'Or comme à leur source commune.

DEUXIÈME PARTIE.

Situation, distribution, propriétés physiques et chimiques des eaux du Mont-d'Or.

CHAPITRE PREMIER.

Situation et Distribution.

Dans l'intérieur et aux environs du village du Mont-d'Or, on trouve une infinité de sources qui participent plus ou moins de l'état minéral, et qui diffèrent par le volume, la limpidité, la température de leurs eaux, et par la quantité de principes minéralisateurs qu'elles tiennent en dissolution.

Ces sources sont dues, en grande partie, à de petits filets d'eau qui s'échappent et s'écartent des sources principales, se mêlent avec d'autres eaux, sont altérés par elles, perdent leur température, et ne conservent que peu ou presque point des propriétés qu'ils avaient avant cette déviation.

Je ne tiendrai aucun compte de ces petits filets éventuels et vagabonds , accident ordinaire dans les lieux qui abondent en eaux minérales. Je parlerai exclusivement des sources principales , de celles à qui le Mont-d'Or doit son antique célébrité.

Ces sources sont au nombre de quatre ; elles sortent de la base de la montagne de *l'Angle* , très-rapprochées, et disposées sur la même ligne : elles traversent le village en courant du nord au sud-ouest.

§. I.

Fontaine de Sainte-Marguerite.

La première et la plus élevée des quatre sources que je me propose d'examiner , est désignée sous le nom de *Sainte-Marguerite*. Ses eaux sont reçues dans un petit bassin découvert , construit en dalles de pierre de taille.

Près de ce bassin , un peu à droite , est une autre source dont les eaux plus abondantes sont de la même nature que celles dont je viens de parler : elle paraît résulter de la division de la première; elle n'a pas reçu de nom particulier. Le bruit qu'elle fait en sortant pourrait lui faire donner celui de source *du Tambour*.

§. II.

Bain de César.

Le bain de César est à une vingtaine de mètres au-dessous de la fontaine de Sainte-Marguerite. Le petit édifice qui renferme ses eaux porte les caractères d'une haute antiquité. Il est enclavé dans un massif de colonnes basaltiques inclinées à l'ouest. Sa façade carrée, surmontée d'un fronton triangulaire, est d'ordre toscan. Le tout est sans inscriptions ni bas-reliefs ; mais la simplicité et les proportions en sont très-belles. Diverses plantes, les ronces sur-tout, semblent se plaire sur sa corniche : leurs longs et flexibles rameaux couvrent en partie cette façade ; leurs feuilles, leurs fleurs ou leurs fruits ombragent la porte, eu rendent l'entrée comme mystérieuse ; et si, chaque année, on n'avait le soin d'élaguer leur chevelure épineuse, ce ne serait qu'en les écartant qu'on pourrait pénétrer dans l'intérieur du bain.

La voûte, construite, comme tout l'édifice, en blocs dont le poli et l'union font disparaître ce qu'il y aurait de disproportion entre leur masse et la petitesse du local, a trois mètres un tiers de hauteur. Sa base représente un hémicycle. L'intérieur de ce local a trois mètres et demi de longueur ; sa largeur est de deux mètres deux tiers. On pénètre dans ce bain par une porte qui a un mètre deux tiers de hauteur et huit décimètres de largeur. Sa forme, sa position, la solidité de sa construction, et les plantes qui le revêtent lui ont fait donner le nom de bain de la grotte, *balneum cryptæ*.

Au milieu du bain de César est une cuve faite d'un seul bloc. Elle a douze décimètres de profondeur et un mètre de largeur : le fond en est percé de deux ouvertures à travers lesquelles l'eau jaillit en deux fortes colonnes qui s'élèvent en bouillonnant. La forme de cette cuve gêne beaucoup les personnes qui s'y baignent ; elles ne peuvent s'y tenir qu'accroupies.

A sa partie supérieure, la cuve présente une troisième ouverture latérale par laquelle les eaux s'échappent et se rendent dans un canal de décharge, qui leur est commun avec celles du grand bain.

§. III.

Grand Bain, ou Bain de Saint-Jean.

Le grand bain est à six ou sept mètres au-dessous du bain de César, sur la même direction et toujours en suivant l'inclinaison de la montagne

de *l'Angle* : il est de forme carrée et d'une architecture gothique. Sa longueur est de six mètres sur
cinq de largeur. Sa voûte, construite en berceau,
a trois mètres et demi d'élévation. La porte principale est à l'aspect du sud-ouest : deux autres
plus petites, dont une à l'ouest et l'autre au nord,
sont murées depuis long-temps.

Dans la partie la plus reculée de ce bâtiment est
un bassin rectangulaire, ayant trois mètres et demi
de longueur, un mètre et demi de largeur, et un
peu plus de deux tiers de mètre de profondeur.
Ce bassin est fait en dalles de laves porphyriques,
placées de champ, élevées à un demi-mètre au-
dessus du plancher du bain. Il est divisé en quatre
compartimens par d'autres dalles posées transver-
salement : cette division se continue à un mètre
au-dessus de l'eau par le moyen de fortes planches
disposées dans le même sens. Cet arrangement
donne aux bassins la forme d'autant de cabinets
de bain : leur ouverture est fermée par des rideaux
que supporte une tringle de fer.

Au-dessus des bassins, à dix-huit décimètres
de hauteur, est une auge en bois, supportée par
différens piliers ou bois debout. C'est dans ce
réservoir que les eaux destinées à la douche sont
élevées par le moyen d'une pompe dont l'extrémité inférieure plonge dans l'un de ces bassins,

Quatre ajutages traversent, à des distances égales, le fond du réservoir et transmettent l'eau des douches.

Trois baignoires en cuivre étamé sont placées dans ce local pour les bains tempérés.

Le trop-plein du grand bain s'échappe par différentes issues. Ses eaux sont reçues dans un déchargeoir pratiqué à la partie latérale droite du bâtiment : là , elles se confondent avec celles du bain de César , et vont se perdre dans les eaux de la Dordogne , en suivant un canal qui leur est commun.

Telle était , dans la plus grande exactitude , la disposition d'un bain célèbre par l'efficacité de ses eaux très-abondantes , et qui , dans l'espace de deux mois et demi , attire plus de dix-huit cents personnes dans ce département , lorsque notre savant et illustre préfet , M. Ramond , a visité le Mont-d'Or. Si ses projets s'exécutent , ce voyage fera époque dans l'histoire de ces eaux.

§. IV.

Fontaine de la Magdelaine.

La quatrième source du Mont-d'Or est appelée fontaine de *la Magdelaine.* Elle est tout-à-fait au bas de la montagne de *l'Angle ,* à cinquante mètres

au-dessous du grand bain et en ligne droite avec
la fontaine Sainte-Marguerite. Ses eaux sourdent
dans un petit bâtiment carré, construit récemment au milieu de la place du Panthéon.

D'après la disposition des quatre sources du
Mont-d'Or, on serait porté à croire que leur
composition chimique est la même, et qu'elles
proviennent d'un seul tronc qui, ne trouvant que
des issues d'abord insuffisantes, les entretient
toutes les quatre. Cette conjecture, que l'on pourrait tirer de leur inspection, est absolument
fausse, ainsi que l'analyse va le démontrer.

CHAPITRE II.

Propriétés physiques des Eaux de la Magdelaine.

Avant d'examiner la composition chimique des eaux de la Magdelaine, j'ai cherché à connaître leurs propriétés physiques.

§. I.

Volume.

La fontaine de la Magdelaine produit quatre-vingt-huit litres d'eau par minute : ce volume est le même en été et en hiver ; il ne présente aucune variation, soit pendant ou après de longues sécheresses, soit après des pluies abondantes et prolongées.

§. II.

Odeur.

Ces eaux n'ont point d'odeur sensible. J'en ai gardé pendant un an dans des bouteilles : celles qui avaient été bien bouchées, étaient inodores ; les autres avaient contracté une odeur hépatique bien prononcée.

§. III.

Limpidité.

Elles sont transparentes ; néanmoins elles ont l'aspect un peu gras. Leur transparence s'altère, quand on les expose à l'air ; leur surface se couvre d'une pellicule très-fine, nacrée et irisée. Cette pellicule adhère aux corps avec lesquels on la met en contact, se fronce, se plisse, se déchire aisément, et prend une couleur jaune, quand elle est rapprochée et desséchée. Au moment où elle se forme, il se fait un léger précipité au fond du vase.

Ces eaux déposent un enduit ocracé dans leur trajet : ce dépôt devient grisâtre à mesure qu'elles s'éloignent de leur source.

§. IV.

Saveur.

Leur saveur est d'abord légèrement acidule, puis onctueuse et salée ; elle devient amère et astringente, si on les agite dans la bouche. Le goût acidule disparaît, quand elles ont été roulées ou agitées en contact avec l'air ; alors elles ne paraissent que salées. Telle est sans doute la raison pourquoi les bœufs, les vaches, les chèvres et les brebis les recherchent avec tant d'avidité :

avant que l'on eût construit les canaux qui les
conduisent dans la Dordogne, on voyait ces animaux les préférer à l'eau de cette rivière, qui coule
à côté. Plusieurs habitans du Mont-d'Or m'ont dit
avoir remarqué qu'elles dessèchent et amaigrissent
les bœufs et les vaches qui en boivent souvent ;
aussi ont-ils le plus grand soin d'empêcher ces
animaux d'en boire.

§. V.

Température.

Le thermomètre centigrade, dont la boule est
plongée dans l'œil de la source, monte à 42 degrés.
Cette température est constante : je m'en suis
assuré par d'innombrables expériences, faites en
différentes saisons, à diverses heures du jour et
de la nuit, pendant les plus fortes chaleurs de
l'été, comme dans des temps très-froids.

§. VI.

Pesanteur.

En les examinant avec l'aréomètre de Farenheit
et de Baumé, j'ai trouvé que leur pesanteur diffère à
peine de celle de l'eau distillée. On verra par la
suite qu'un litre de ces eaux doit peser 12 déci-
grammes 75 centigrammes (24 grains) de plus
qu'un pareil volume d'eau distillée.

CHAPITRE III.

Propriétés chimiques de l'eau de la Magdelaine.

Pour avoir des notions exactes sur la composition chimique de l'eau de la Magdelaine, j'ai examiné,

1º. La manière dont se comportent les réactifs quand on les mêle avec cette eau;

2º. L'action des mêmes réactifs sur cette eau ayant subi l'ébullition ;

3º. La nature de la pellicule qui en couvre la surface quand on l'abandonne au repos ;

4º. Le volume du fluide élastique qu'elle contient ;

5º. Le poids et la nature des substances fixes qu'elle dépose quand on en évapore une certaine quantité, et les proportions dans lesquelles s'y trouvent ces différentes substances.

ARTICLE PREMIER.

§. I.

De l'action des réactifs sur l'eau de la Magdelaine.

EXPÉRIENCE PREMIÈRE.

L'eau de la Magdelaine rougit la teinture de

tournesol. Quelques heures après, cette teinture reprend sa couleur violette.

II.

Elle verdit le sirop de violettes. Cette nuance ne s'affaiblit pas, quelque longue que soit la durée du mélange.

III.

Le papier coloré avec le curcuma passe au rouge-brun quand on le met en contact avec cette eau.

IV.

Mêlée dans un verre avec une petite quantité de dissolution de noix de galle, elle se colore en rouge fauve. Elle passe au brun foncé, si on ajoute une nouvelle dose du réactif. Quatre heures après le mélange, la surface se couvre d'une pellicule d'un noir grisâtre.

V.

Le prussiate de potasse la teint en bleu. Cette couleur devient foncée au bout de quelque temps. Bientôt il se forme un dépôt grenelé d'un bleu indigo.

VI.

L'eau de chaux en trouble la transparence. La

précipitation est redissoute à l'instant, à moins qu'on n'ajoute une nouvelle quantité de ce réactif: dans ce cas il se forme un dépôt blanc.

VII.

Si dans un verre rempli de cette eau on verse de l'ammoniaque liquide, on n'apperçoit d'abord aucun phénomène sensible. Au bout de demi-heure, on voit au milieu du vase une zone blanche, composée de petits flocons légers et séparés, et ayant l'aspect magnésien.

VIII.

L'oxalate d'ammoniaque produit un précipité blanc. Même effet par l'acide oxalique.

IX.

Le nitrate d'argent détermine sur-le-champ un précipité blanc, abondant, qui se fait en larmes ou stries larges et ondoyantes. Ce précipité caséeux noircit complètement quand il est exposé à la lumière. Dans l'obscurité, il conserve sa couleur blanche.

X.

L'eau de la Magdelaine se trouble et devient opaque, si l'on y verse du muriate de barite. L'acide nitrique ne dissout pas le dépôt que ce réactif y occasionne.

XI.

L'acide sulfurique donne lieu à un grand dégagement de bulles. Plusieurs heures après que le mélange a été abandonné au repos, on aperçoit encore quelques bulles. Elles sont plus abondantes si ou agite le liquide.

XII.

Un tiers d'alcohol trouble la transparence de cette eau. Bientôt la surface du mélange se couvre d'une pellicule grisâtre.

XIII.

L'eau de la Magdelaine ne dissout pas le savon.

XIV.

Elle se mêle avec le lait sans le rendre grumeleux.

§. II.

Résultats de l'action des réactifs sur l'eau de la Magdelaine.

La saveur acidule de l'eau de la Magdelaine, et la propriété qu'elle a de rougir la teinture de tournesol (Exp. 1.), annoncent qu'elle contient un acide libre ou un sel acidule.

La perte de ces deux propriétés, quand elle a

été long-temps en contact avec l'air, les bulles qui se dégagent quand on y a versé de l'acide sulfurique (Exp. xi) ; le précipité formé par l'eau de chaux, redissous d'abord et rendu permanent par suraddition du réactif, démontrent que cet acide est volatil, et que c'est le gaz acide carbonique.

La deuxième et la troisième expérience indiquent que cette eau tient une matière alkaline en dissolution. La première expérience vient à l'appui de cet indice : en effet, la teinture de tournesol, d'abord rougie, ne reprend sa couleur primitive que par la réaction de la substance alkaline, réaction d'autant plus puissante que l'acide s'est volatilisé ; et comme on trouve très-souvent la soude dans les eaux minérales, c'est une grande présomption en sa faveur.

Les expériences quatre et cinq dénotent la présence du fer. En raison de son attraction élective, l'acide gallique enlève tout ou partie de cette substance métallique aux acides unis avec elle, et donne, par cette nouvelle combinaison, des couleurs d'un rouge brun ou entièrement noires, suivant que le fer est plus ou moins abondant. D'un autre côté, quand une dissolution d'un sel à base de fer se trouve en contact avec le prussiate de potasse, il se fait une double décomposition. La potasse quitte l'acide prussique pour se com-

biner avec l'acide qui avait rendu le fer dissoluble, tandis que celui-ci en se portant sur l'acide
prussique, donne la belle couleur bleue désignée
sous le nom de bleu de Prusse.

La septième expérience fait présumer que l'eau
de la Magdelaine contient de la magnésie. Ce n'est
pourtant que de la forme de la précipitation que
l'on peut tirer cette induction, car l'ammoniaque
pourrait également précipiter d'autres bases; mais
les dépôts magnésiens ont, quand ils se forment,
une physionomie qui les fait aisément reconnaître.

Les deux précipités obtenus par la huitième
expérience ne laissent aucun doute sur la présence de la chaux. On sait avec quelle force
d'attraction l'acide oxalique enlève cette base aux
autres acides, et qu'il forme avec elle un sel
insoluble.

C'est à l'acide muriatique qu'il faut rapporter
la forme striée, lamelleuse et ondoyante ou ruba-
née de la précipitation qu'a présentée la neuvième
expérience. Cet acide est probablement uni à une
substance salifiable dans l'eau de la Magdelaine.
Lors donc qu'on y a versé du nitrate d'argent,
l'acide nitrique a enlevé cette base à l'acide muriatique, tandis que celui-ci s'est combiné avec
l'argent. En versant du nitrate d'argent dans une
eau qui ne contiendrait que des carbonates alka-

lins ou terreux , on obtiendrait également un dépôt : l'argent seroit précipité à l'état d'oxide ; mais ce précipité se fait par caillebottes ; et la simple inspection suffit , à qui a l'habitude de l'emploi des réactifs, pour distinguer ce dernier du premier. Quant à la couleur noire que prend le dépôt , on ne peut penser qu'elle soit due au soufre ou au gaz hydrogène sulfuré, puisque sa blancheur n'est pas altérée si on le garantit du contact de la lumière.

Nous avons vu (Exp. x.) que le muriate de barite précipite l'eau de la Magdelaine ; que ce précipité ne se dissout point dans l'acide nitrique : ces deux phénomènes manifestent la présence de l'acide sulfurique ; lui seul , en formant un sel insoluble avec la barite , y adhère assez pour n'être pas déplacé par l'acide nitrique. En s'unissant avec l'acide carbonique , la barite forme également un sel insoluble , mais ce sel est décomposé par l'acide nitrique.

Il résulte de la douzième expérience , que l'eau soumise à l'analyse a plus de capacité pour l'alcohol que pour quelques-uns des sels ou des substances qui la minéralisent. Cette expérience au surplus, ne fournit aucun indice d'après lequel on puisse reconnaître positivement ces substances.

La treizième et la quatorzième expérience ne donnent que des renseignemens obscurs sur sa composition chimique. Seulement la quatorzième jette quelque jour sur les altérations médicinales dont elle est susceptible.

On peut inférer des observations ci-dessus rapportées, que l'eau de la Magdelaine contient,

1°. Du gaz acide carbonique libre;

2°. De l'acide sulfurique ;

3°. De l'acide muriatique;

4°. Une substance alkaline, probablement la soude ;

5°. De la chaux ;

6°. De la magnésie;

7°. Du fer.

§. III.

Conjectures sur l'état de combinaison dans lequel s'y trouvent ces diverses substances.

Les substances dont nous venons de parler ne nagent pas isolément suspendues ou dissoutes dans l'eau de la Magdelaine; elles y sont probablement combinées, et dans ces combinaisons, elles ont infailliblement obéi aux lois de l'affinité. On peut donc préjuger ces combinaisons d'après l'attraction connue qu'elles ont les unes pour les autres.

Des acides trouvés dans cette eau, le sulfurique est celui qui a le plus d'affinité pour les bases ; d'un autre côté, la soude est celle de ces bases qui attire le plus puissamment les acides : l'acide sulfurique y est donc exclusivement combiné avec la soude, à moins que la quantité de cet alkali ne suffise pas à sa saturation.

Si au contraire il y a plus de soude qu'il n'en faut pour saturer cet acide, tout ou partie de la quantité excédante s'unira avec l'acide muriatique, parce que parmi les trois acides désignés, son attraction pour les bases le place immédiatement après l'acide sulfurique.

Enfin, la soude n'entrera en combinaison avec l'acide carbonique, qu'autant qu'il en restera encore après la saturation des acides sulfurique et muriatique ; et si l'eau de la Magdelaine contient du carbonate de soude ; la chaux, la magnésie et le fer ne peuvent probablement s'y trouver qu'à l'état de carbonate. Or, c'est exclusivement à la présence du carbonate de soude dissous dans cette eau, qu'il faut rapporter la propriété qu'elle a de verdir le sirop de violettes, de faire passer au rouge brun le papier teint avec le curcuma, et de restituer, par la suite, la couleur de la teinture de tournesol, qu'elle rougit d'abord. (Exp. ı, ıı et ııı, pag. 6o et 6ı.)

Mais les carbonates de chaux, de magnésie et de fer, ne sont dissolubles qu'à l'aide d'un excès de gaz acide carbonique ; l'eau serait louche ou plus ou moins trouble, si ces carbonates n'y étaient qu'en suspension : or, elle est transparente. En admettant qu'elle contienne ces substances salines, on admet donc également la présence d'une quantité plus ou moins grande de gaz acide carbonique.

Voyons si ces conjectures ne pourraient pas être converties en certitudes par d'autres expériences.

ARTICLE II.

De l'action des réactifs sur l'eau de la Magdelaine, ayant subi l'ébullition.

Si la chaux, la magnésie et le fer sont à l'état de carbonate dans l'eau que l'on examine ; si, d'un autre côté, ces différens sels ne sont solubles qu'autant qu'ils sont acidules ; et si enfin l'action du calorique suffit pour volatiliser le gaz acide surabondant qui les constitue sels avec excès d'acide, on ne doit plus les retrouver dans une quantité d'eau quelconque soumise à l'ébullition ; ils doivent s'être déposés au fond du vaisseau qui a servi à l'opération.

§ Ier.

J'ai fait bouillir deux litres d'eau de la Magdelaine. A mesure que sa température s'élevait , des bulles innombrables se formaient sur les parois du vase, s'en détachaient , traversaient le liquide, venaient crever à sa surface, et étaient remplacées par de nouvelles. La transparence du liquide était déjà altérée avant la cessation du dégagement de bulles ; sa couleur était laiteuse lorsqu'il est entré en ébullition. Je l'ai filtré après l'avoir laissé refroidir ; un dépôt légèrement jaune est resté sur le filtre. J'ai fait sur l'eau qui l'avait traversé les expériences suivantes :

1re. Cette eau n'a pas altéré la teinture de tournesol ;

2me. Elle a donné une belle couleur verte au sirop de violette ;

3me. Le papier de curcuma y a passé au rouge brun ;

4me. L'alcohol gallique et le prussiate de potasse n'ont pas altéré sa transparence ;

5me. L'eau de chaux a donné lieu à un précipité abondant qui ne s'est pas redissous ;

6me. L'oxalate d'ammoniaque n'a produit aucun effet sensible ;

7me. L'ammoniaque liquide n'a déterminé aucun précipité ;

8me. Son mélange avec les dissolutions nitrate d'argent et muriate de barite, a présenté les mêmes phénomènes que ceux observés précédemment ;

9me. L'acide sulfurique a occasionné une vive effervescence.

La première de ces expériences prouve que l'eau ne contient plus de gaz acide carbonique libre, après qu'on l'a fait bouillir ; la cinquième vient encore à l'appui de cette assertion ; la quatrième, la sixième et la septième démontrent que le fer, la chaux et la magnésie n'y sont plus tenus en dissolution ; la seconde et la troisième, qu'il y existe un alkali ; la cinquième et la neuvième font croire que cet alkali est combiné avec l'acide carbonique ; la huitième, enfin, constate la présence des acides sulfurique et muriatique.

§. II.

Examen du dépôt abandonné sur le filtre.

Après avoir lavé le filtre, j'ai recueilli et fait sécher le dépôt qui y était resté ; je l'ai mis dans une capsule de verre, et j'ai versé par-dessus de l'acide muriatique. Il y a eu sur-le-champ une vive effervescence. Au bout de vingt-quatre heures, ce dépôt était dissous à quelques grains près. J'ai ajouté à cette dissolution un verre d'eau distillée ; je l'ai ensuite essayée par les réactifs suivans :

1°. Couleur noire très-foncée par l'alcohol gallique ;

2°. Couleur bleue très-intense par le prussiate de potasse ;

3°. Précipité magnésien par l'ammoniaque et l'arséniate de potasse ;

4°. Précipité abondant par l'oxalate d'ammoniaque et l'acide oxalique ;

5°. Même précipité quand j'ai versé dans cette solution du carbonate de potasse.

Les autres réactifs, si l'on en excepte le nitrate d'argent, n'ont produit aucun effet appréciable.

L'action des réactifs sur cette dissolution prouve donc qu'elle contenait des muriates de chaux, de fer et de magnésie. L'effervescence qui a eu lieu quand l'acide muriatique a été versé sur le dépôt, annonce que cet acide ne s'est combiné avec ces bases qu'après les avoir enlevées à l'acide carbonique. Tout prouve donc que le fer, la chaux et la magnésie, sont à l'état de carbonate dans l'eau de la Magdelaine ; que leur dissolution est due au gaz acide carbonique, et qu'ils se précipitent lorsque cet acide se volatilise.

On doit regarder comme démontré que l'eau de la Magdelaine contient :

1°. Du gaz acide carbonique libre ;
2°. Du sulfate de soude ;
3°. Du muriate de soude ;
4°. Du carbonate de chaux ;
5°. Du carbonate de soude ;
6°. Du carbonate de magnésie ;
7°. Du carbonate de fer.

ARTICLE III.

De la quantité de gaz acide carbonique libre contenue dans l'eau de la Magdelaine.

La présence du gaz acide carbonique libre dans l'eau de la Magdelaine , étant constatée, 1°. par sa saveur acidule, 2°. par les propriétés qu'elle a de rougir la teinture de tournesol , 3°. de redissoudre le précipité formé par l'eau de chaux , 4°. de déposer des carbonates terreux et métalliques quand on la fait bouillir , j'ai employé le moyen suivant pour connaître la quantité de ce fluide élastique.

J'ai pris un litre d'eau à la source même , et je l'ai introduit sur-le-champ dans une cornue de verre que j'ai bouchée hermétiquement. Ce vase a été placé et assujetti dans une capsule à bain de sable disposée sur un fourneau. Un tube re-

courbé, adapté au bec de la cornue, et soigneusement luté, plongeait par son extrémité opposée
dans un flacon d'une capacité de trois litres, rempli
d'eau distillée de chaux. Après avoir fait une seconde
luture, j'ai chauffé l'appareil jusqu'à l'ébullition de
l'eau minérale.

L'eau de chaux n'a pas tardé à devenir opaque ;
bientôt elle a pris une couleur laiteuse : l'appareil
a été déluté lorsque l'eau contenue dans la cornue
était en pleine ébullition.

Le liquide contenu dans le flacon a repris sa
transparence, et un dépôt blanc s'est formé au
fond du vase. J'ai décanté l'eau qui surnageait :
essayée par l'eau de chaux, elle n'a point donné
de précipité, ce qui annonce que la chaux avait
absorbé tout le gaz qui s'était dégagé.

Le dépôt, séché au soleil, a pesé 1 gramme
9 milligrammes (19 grains) ; je l'ai mis dans une
très-petite capsule de verre dont le poids était
connu. J'ai versé dans cette capsule, par petites
portions, 1 gramme 62 milligrammes (20 grains)
d'acide sulfurique étendu d'eau.

L'effervescence ayant cessé, le poids de la capsule
ne s'est trouvé accru que de 1 gramme 806 milli-
grammes(34 grains). J'observe que le mélange d'eau
et d'acide sulfurique était refroidi quand il a été
pesé; c'est donc au dégagement de l'acide carbonique

qu'il faut attribuer les 266 milligram. (5 grains) de perte ; donc, chaque litre d'eau de la Magdelaine donne 266 milligrammes (5 grains) de gaz acide carbonique libre.

ARTICLE IV.

De la pellicule qui se forme sur la surface de l'eau de la Magdelaine abandonnée au repos.

La pellicule qui recouvre la surface de l'eau de la Magdelaine, abandonnée au repos, a été désignée par quelques auteurs sous le nom de matière grasse et bitumineuse. C'est probablement l'onctuosité qu'elle présente au toucher qui lui a valu cette dénomination. Pour découvrir la nature des substances qui la composent, je cherchai à en recueillir une certaine quantité : en conséquence, je pris une vingtaine de vases de faïence de différentes dimensions , qui furent remplis d'eau de la Magdelaine. A mesure que cette pellicule se formait, je l'enlevais avec un couteau d'ivoire ; l'eau était renouvelée deux fois par jour : malgré tous ces soins je ne pus en obtenir que 1 gram. 528 milligram. (25 grains) en quinze jours.

J'observai , 1°. que cette pellicule se forme trois heures , au plus tard , après que l'eau a été exposée à l'air ;

2°. Què ce sont les surfaces et non la profondeur de la lame d'eau, qui influent sur la quantité que l'on en obtient ;

3°. Qu'à mesure qu'elle se forme, il se fait un léger précipité au fond du vase ;

4°. Qu'elle est nacrée, irisée et d'une ténuité extrême ;

5°. Qu'elle a un aspect gélatineux ;

6°. Qu'on peut l'enlever par bandes, et qu'elle se déchire sans former de lambeaux ;

7°. Qu'elle ne se reproduit plus sur la surface du même liquide qui en a été déjà dépouillé ;

8°. Qu'elle est très-douce et onctueuse au toucher ; et qu'enfin, réunie en masse, elle prend une couleur ocracée.

§. Ier.

De la pellicule recueillie.

637 milligrammes (12 grains) de cette substance mis dans un verre conique, à moitié rempli d'eau distillée et chauffée à 40 degrés, ont offert les phénomènes suivans : une grande partie s'est précipitée ; au bout de quelques heures, la surface du liquide présentait une pellicule de forme membraneuse, susceptible de s'étendre sans se déchirer, adhérant aux parois du vase pendant le balancement

du liquide, et formant une poche quand l'eau ramenée vers ce point s'insinuait entre elle et le verre. En soutirant l'eau du vase avec un siphon, on voyait la pellicule s'allonger pour tapisser ses parois ; elle les recouvrait entièrement quand toute l'eau a été extraite. Cette membrane, si je puis me servir de cette expression, est élastique. L'eau n'a dissous aucun atome des 637 milligrammes (12 grains) qu'on y avait mis.

J'ai versé de l'acide acétique sur ces 637 milligrammes (12 grains) réunis aux 690 restans, qui n'avaient pas été mis en expérience : il y a eu une très-faible effervescence. Après huit jours de digestion, le mélange a été étendu d'eau distillée, et puis décanté. La partie décantée donnait un précipité abondant par le prussiate de potasse; l'oxalate d'ammoniaque et l'arséniate de potasse la précipitaient aussi, mais faiblement.

La portion qui avait résisté à l'action de l'acide acétique, a été traitée par l'acide sulfurique ; il n'y a pas eu d'effervescence, et cet acide n'a pas paru attaquer ce résidu.

§. II.

Du résidu de la pellicule traité par les acides acétique et sulfurique.

Ce résidu pesait 584 milligrammes (11 grains)

il s'est entièrement dissous dans une solution de potasse à l'alcohol. On a neutralisé la potasse par l'acide sulfurique, et pour diminuer la pesanteur spécifique du mélange, on y a ajouté de l'alcohol; immédiatement après il s'est formé un précipité ayant tous les caractères extérieurs d'une gelée. Ce précipité, traité comme j'aurai occasion de le dire dans la suite de cette analyse, était composé d'alumine.

La pellicule qui se forme sur l'eau de la Magdelaine exposée à l'air, est donc composée, 1°. de carbonate de fer; 2°. d'un peu de carbonate de chaux et de magnésie; 3°. et d'alumine.

ARTICLE V.

De la nature, des proportions et du poids des substances fixes contenues dans l'eau de la Magdelaine.

Outre les substances fixes et gazeuses trouvées dans l'eau de la Magdelaine, il est possible que d'autres y soient contenues, mais en trop petite quantité pour que les réactifs les décèlent; il se peut encore que ces dernières substances soient de nature à échapper à l'action des réactifs employés, ou que, précipitées simultanément avec d'autres bases, elles soient confondues avec elles. L'analyse du dépôt obtenu par l'évaporation d'une certaine quantité d'eau , pouvait seule dissiper ces incertitudes ; cette opération d'ailleurs était indispensable pour déterminer les proportions de chacune des substances ci-dessus désignées, et pour confirmer ou rectifier les conséquences déduites des expériences précédentes.

§. Ier.

EXPÉRIENCE Ire.

On a mis 26 litres d'eau dans une cucurbite de cuivre bien étamée , recouverte de son chapiteau ; on l'a chauffée avec assez de ménagement pour que le liquide n'entrât pas en ébullition.

A. Le dépôt a été recueilli lorsqu'il ne restait à peu près qu'un demi-litre de liquide : reçu dans une capsule de verre, il a été abandonné à l'évaporation spontanée ; au bout d'un mois il était en parfaite dessiccation. Des substances qui le composaient , les unes étaient amorphes et les autres cristallisées; son centre était recouvert de cristaux de muriate de soude ; on y apercevait aussi quelques cristaux de sulfate de soude , mais beaucoup plus rares que les premiers, et presque entièrement effleuris. De différens points de sa circonférence, partaient, en s'élevant sur les parois de la capsule , et affectant diverses dispositions ,

des rameaux ou herborisations bien dessinées ; sur
leur tige on distinguait des cristaux cubiques
placés à des intervalles très-rapprochés , et dont le
volume allait en décroissant de la base à l'extrémité du rameau : d'autres cristaux de la même
forme, mais beaucoup plus petits, étaient disposés
de la même manière sur les ramuscules. A l'aide
d'une pince, on a isolé et détaché 5 gram. 152 milli.
(97 grains) de muriate de soude cristallisé. Le surplus du dépôt a été enlevé par fragmens, avec un
couteau d'ivoire : réuni aux cristaux de muriate
de soude, il a pesé 32 gr. 931 millig. (620 grains).

EXPÉRIENCE II.

La seconde série d'essais par les réactifs (pag. 70
et 71) m'avait convaincu que l'eau de la Magdelaine
ne contient ni sulfate de magnésie ni muriate calcaire ou magnésien ; il était donc inutile de faire
digérer le dépôt A dans l'alcohol. On l'a mis dans
dix fois son poids d'eau distillée. Ce mélange a
été agité de temps en temps pendant deux jours :
présumant que l'eau avait dissous toutes les substances susceptibles de l'être, on a filtré, et lavé le
filtre jusqu'à ce que l'eau des lavages ait passé
sans altérer le sirop de violettes. Les matières dé-
posées sur le filtre, convenablement desséchées,
ont pesé 12 grammes 163 milligrammes (229

grains). Le dépôt A a donc perdu dans cette expérience 20 grammes 770 milligrammes (391 grains).

B. La solution obtenue, ou soit l'eau distillée dans laquelle on avait laissé le dépôt A pendant deux jours, réunie à l'eau des lavages, a été bien agitée et puis divisée en trois parties égales.

EXPÉRIENCE III.

C. La première partie de la solution B a été traitée par les réactifs. Les acides sulfurique, muriatique, l'acide carbonique et une base alkaline sont les seules substances dont ils aient dénoté la présence.

EXPÉRIENCE IV.

D. On a versé dans la seconde portion de la solution B une dissolution de muriate de chaux. Il y a eu une précipitation abondante. Par attraction élective double, l'acide muriatique s'est combiné avec la soude, après avoir abandonné la chaux, tandis que celle-ci, en se réunissant à l'acide carbonique, a formé un sel insoluble. La dissolution étant éclaircie, on a ajouté de nouvelles doses de muriate calcaire, jusqu'à ce que ce réactif n'ait plus altéré sa transparence. Le dépôt lavé, recueilli et convenablement séché, a pesé

1 gramme 859 milligrammes (35 grains). Ces 1 gramme 859 milligrammes (35 grains) ont été mis, par petites parties dans 2 grammes 125 milligrammes (40 grains) d'acide sulfurique affaibli ; le tout était contenu dans une petite capsule de verre dont le poids était connu. Il y a eu effervescence à l'instant du mélange. Quand elle a été terminée, on a pesé de nouveau, et on a trouvé un déchet de 531 milligrammes (10 grains) : cette perte était manifestement due au dégagement du gaz acide carbonique que l'acide sulfurique avait séparé de la chaux. D'après Bergman et Fourcroy, dix grains d'acide carbonique combinés en proportions convenables avec l'eau et la soude, donnent 3 grammes 452 milligr. (65 grains) de carbonate de soude. Ce produit doit être multiplié par trois, puisqu'on a fait trois parts de la solution B; d'où il résulte que vingt-six litres d'eau de la Magdelaine contiennent 10 gram. 39 milligram. (189 grains) de carbonate de soude.

EXPÉRIENCE V.

D 2. J'ai repris la solution D, que j'appellerai maintenant D 2. Elle ne tenait que du sulfate et du muriate de soude. Je l'ai fait évaporer pendant quelque temps pour rapprocher son volume augmenté par la dissolution du muriate calcaire et par l'eau provenant des lavages du carbonate de chaux obtenu dans l'expérience précédente. J'ai versé dans cette solution D 2 du muriate de barite par petites parties, agitant le liquide par intervalles, suspendant et reprenant cette double opération, jusqu'à ce qu'il n'y ait plus eu de précipitation par le muriate de barite. Ce nouveau dépôt, formé par le sel insoluble résultant de la combinaison de l'acide sulfurique avec la barite, a pesé 850 milligrammes (16 grains); traité par l'acide nitrique, il n'a éprouvé aucune perte. L'acide sulfurique extrait de 850 milligr. (16 grains) de muriate de barite artificiel et combiné avec l'eau et la soude, donne 1 gram. 9 milligr. (19 grains) de sulfate de soude. Conséquemment vingt-six litres d'eau de la Magdelaine contiennent 3 gram. 28 milligr. (57 grains) de sulfate de soude.

La nature des sels contenus dans la solution B est connue; leur nombre se réduit à trois; leur poids réuni est de 20 grammes 770 milligrammes (391 grains). (Expériences II et III, p. 80 et 81). Si de cette quantité on distrait 13 grammes 67 milligrammes (246 grains) pour le sulfate et le carbonate de soude, on verra, sans qu'il faille recourir à d'autres expériences, qu'il doit y avoir 7 grammes 701 milligrammes (145 grains) de muriate de soude, à moins qu'il ne se soit glissé quelque erreur dans les expériences précédentes.

EXPÉRIENCE VI.

E. Pour dissiper ces incertitudes, on a fait évaporer lentement, dans une capsule de porcelaine, la troisième portion de la solution B. Le résidu F, bien desséché, a pesé 6 grammes 852 milligrammes (129 grains). Il avait une saveur âcre et urineuse, puis franche et agréable, et enfin sensiblement amère. Après l'avoir bien trituré, on l'a fait digérer pendant six jours dans 244 grammes 753 milligrammes (8 onces) d'alcohol, ayant soin d'agiter quelquefois le mélange. Au bout de ce tems l'alcohol a été décanté et remplacé par de nouvelles doses. Il avait une couleur verdâtre. Celui des derniers lavages était incolore et ne laissait aucun résidu, ce qui démontre qu'il s'était emparé de toutes les substances qu'il pouvait dissoudre.

Les différentes doses d'alcohol, celle de digestion et celles des lavages réunies, ont laissé, après une évaporation lente, 2 grammes 496 milligrammes (47 grains) de petits cristaux cubiques. On a dissous ces cristaux dans de l'eau distillée. Cette dissolution a été éprouvée par différens réactifs. Le nitrate d'argent est le seul qui l'ait précipitée.

EXPÉRIENCE VII.

F 2. On a versé sur la partie du résidu F qui avait résisté à l'action de l'alcohol, un peu d'acide sulfurique étendu d'eau. Cet acide a fait une vive effervescence ; mais il n'y a eu aucun mélange de vapeurs nitreuses ou muriatiques.

La solution B contenait donc exclusivement du sulfate, du muriate et du carbonate de soude. Elle présentait ces sels dans les proportions déjà indiquées ; et si l'expérience n°. 6 a fourni moins de muriate de soude que l'on ne s'attendait à en obtenir d'après les expériences 4 et 5, c'est que, malgré les soins les plus minutieux, il est impossible qu'une dissolution itérativement tourmentée donne rigoureusement le même poids, le plus ou le moins de dessiccation des résidus, la manière de les détacher, l'état hygrométrique de l'air, etc., introduisant toujours, quoi qu'on fasse, quelques légères différences : ces différences au surplus ne portent que sur le poids et non sur la nature des substances.

§. II.

*Des substances insolubles dans l'eau, contenues
dans le dépôt A provenant de l'évaporation de
vingt-six litres d'eau de la Magdelaine.*

On a vu (Exp. 1, p. 79), que le dépôt obtenu
par l'évaporation de vingt-six litres d'eau de la
Magdelaine, pesait 32 gram. 931 mil. (620 grains);
qu'une partie de ce dépôt (Exp. 11, p. 80) s'est
dissoute dans l'eau. La nature et les proportions
des matières salines dissolubles qui composaient
cette partie étant connues, on a procédé ainsi
qu'il suit à l'examen des substances insolubles.

EXPÉRIENCE I.

A 2. Les 12 g. 163 m. (229 grains) qui n'avaient
pas été dissous, ont été mis dans un vase de faïence
contenant un litre d'eau distillée. On a chauffé jusqu'à ébullition. Le liquide abandonné au repos, et
un peu refroidi, a été décanté. Une partie de ce
liquide a été traitée par l'oxalate d'ammoniaque,
et l'autre par le muriate de barite : ces réactifs
n'ont produit aucune précipitation. Il n'entrait
donc pas de sulfate calcaire dans ce résidu. On sait
avec quelle énergie le muriate de barite et l'oxalate d'ammoniaque indiquent la présence de ce sel,
qui est dissoluble dans cinq cents parties d'eau.

EXPÉRIENCE II.

On a fait digérer ces 12 gr. 163 m. (229 grains),
desséchés de nouveau, dans l'acide acétique. Après
huit jours de digestion, on a décanté et lavé le résidu avec de nouvelles doses d'acide. Voyant que
cette substance n'exerçait plus aucune action sur
le dépôt A 2, on a réuni l'acide qui surnageait
le résidu, à celui de première digestion. J'appelle G
la portion du résidu A 2 qui a échappé à l'action
de l'acide acétique, et H la solution obtenue par
cet acide.

EXPÉRIENCE III.

G. La portion du dépôt A 2 que l'acide acétique
avait laissée intacte, a pesé, après avoir été lavée et
convenablement séchée, 3 gram. 293 m. (62 grains).
Elle s'est complètement dissoute dans la potasse
alcoholique.

EXPÉRIENCE IV.

I. On a versé dans la dissolution opérée par la
potasse à l'alcohol, de l'acide nitrique dans une pro-
portion telle que le liquide n'altérât ni le sirop vio-
lat, ni la teinture de tournesol. La liqueur a perdu
de sa transparence, mais il n'y avait pas de précipitation sensible. Présumant que les substances

que la potasse avait dissoutes étaient en suspension , soit à cause d'une grande divisibilité , soit à cause de la densité de la solution I qui les contenait , on a mis de l'alcohol dans cette solution : à peine ce mélange a-t-il été fait , qu'il y a eu une précipitation abondante ; de gros et légers flocons épars surnageaient le liquide ; on a été obligé de filtrer pour recueillir le dépôt. Après avoir lavé le filtre , on a détaché le dépôt avec un couteau d'ivoire , et on l'a fait sécher dans une capsule de porcelaine. Il a pesé 3 gram. 154 m. (59 grains).

a. La substance qui le composait était d'un beau blanc ;

b. Elle était très-douce au toucher et happait fortement à la langue ;

c. Elle se prenait en masse pour peu qu'on l'humectât ;

d. Elle n'a point verdi le sirop de violettes.

e. Mise dans différens acides , elle s'y est agglomérée ; et au bout de plusieurs jours , elle ne paraissait avoir éprouvé aucune action sensible.

f. Le carbonate d'ammoniaque ne l'a point dissoute.

g. 1 gram. 62 m. (20 grains) humectés , roulés en cylindre , et chauffés au rouge , ont présenté un retrait manifeste : ces caractères ne peuvent appartenir qu'à l'alumine.

Cette substance est-elle dissoute ou suspendue dans l'eau de la Magdelaine ?

Pour résoudre cette question , j'ai procédé ainsi qu'il suit :

1º. Treize litres d'eau ont été chauffés à petit feu dans un vase de cuivre bien étamé. Le gaz acide carbonique libre étant volatilisé , le liquide a perdu sa transparence. Je l'ai filtré lorsqu'il a été réduit à peu près à dix litres. L'eau qui avait traversé le filtre , a été derechef soumise à l'évaporation ; elle a conservé sa transparence pendant la durée de l'opération. La dissolution, rapprochée de manière à pouvoir être contenue dans un litre , a été versée dans une cloche de verre ; sa couleur était orangée tirant sur le brun. Aucun atome suspendu ne troublait ce liquide.

2º. J'ai versé de l'acide nitrique dans cette dissolution ; après l'effervescence , on y voyait nager une infinité de corpuscules blancs. J'ai ajouté de l'alcohol : bientôt il s'est formé une précipitation abondante dont les flocons isolés se sont portés à la partie supérieure du liquide ; le précipité , convenablement lavé et séché , a pesé 1 gramme 275 milligrammes (24 grains).

3º. Le dépôt resté sur le filtre m'a donné 319 milligrammes (6 grains) de la même substance.

Vingt-six litres d'eau de la Magdelaine contiennent donc 2 gram. 549 m. (48 grains) d'alumine en dissolution, et 637 ou 744 milligrammes (12 ou 14 grains) en suspension. Je crois que c'est au carbonate de soude qu'est due la dissolution de cette première quantité d'alumine.

L'observation a depuis long – temps établi de grandes différences entre les propriétés médicinales de l'eau de la Magdelaine et celles du Grand-Bain. Ici , comme bientôt nous le démontrerons , commencent celles qui existent dans la composition chimique de ces deux sources.

§. III.

De la solution H obtenue par l'acide acétique.

Pour continuer l'analyse des substances qui n'avaient pas été dissoutes par l'eau distillée (Exp. II, p. 80), j'ai repris la solution H résultant de la digestion du dépôt A. 2 dans l'acide acétique. (Exp. II, p. 87) : cette solution contenait probablement des acétates de chaux , de fer et de magnésie, résultant de la décomposition des carbonates de fer, de magnésie et de chaux.

EXPÉRIENCE I.

J'ai converti ces acétates en sulfates au moyen de l'acide sulfurique introduit dans leur dissolution.

Les sulfates de fer et de magnésie, sont restés dissous dans la liqueur dout la transparence a été troublée par la précipitation du sulfate calcaire. J'ai décanté la liqueur H 2 qui surnageait ce précipité. J'en ai essayé une petite partie par l'acide oxalique, pour savoir si toute la chaux avait passé à l'état de sulfate ; il ne s'est point formé de précipité.

Le sulfate calcaire, recueilli avec les précautions déjà si souvent indiquées , a pesé 10 gram. 410 mil. (196 grains). D'après Fourcroy, cette quantité de sel contient 3 gram. 346 m. (62 grains et demi) de base qui, saturée d'acide carbonique, fournit 6 grammes 161 milligrammes (116 grains) de carbonate de chaux.

EXPÉRIENCE II.

La liqueur H 2 , réunie à l'eau des lavages , ou soit la dissolution de sulfate de fer et de magnésie provenant de la décomposition des acétates , a été mêlée avec du carbonate de potasse sursaturé. On a fait le mélange par petites parties à cause de l'énorme dégagement de bulles qu'il occasionnait. L'effervescence ayant cessé, il s'est formé un précipité coloré en rouge pâle. Le précipité, lavé et séché dans une capsule de porcelaine , a pesé 584 milligr. (11 grains). Pendant sa dessiccation

il a passé au rouge brun. L'acide sulfurique l'a
dissous sans effervescence ; cette dissolution, étendue d'eau , a donné une couleur bleue très-foncée
par le prussiate de potasse. Les autres réactifs ,
excepté l'alcohol gallique , ne l'ont point troublée.
C'était manifestement de l'oxide de fer.

Les phénomènes que l'on observe quand on
verse du carbonate de potasse sursaturé dans une
dissolution de sulfates à base de fer et de magnésie;
sont :

1°. Grande effervescence ;

2°. Combinaison de la potasse avec l'acide sulfurique , et de l'acide carbonique avec la magnésie;

3°. Précipitation du fer à l'état d'oxide ;

4°. Dissolution du carbonate de magnésie fa-
vorisée par le gaz acide carbonique surabondant.

Pour précipiter le carbonate de magnésie régé-
néré , il suffisait donc de volatiliser l'acide qui le
rendait soluble.

EXPÉRIENCE III.

. H 3. On a fait chauffer, daus un vase d'argent , les solutions sulfate de potasse et carbonate
acidule de magnésie. Il s'est dégagé beaucoup de
bulles : le liquide s'est troublé et a pris une couleur laiteuse; réduit aux deux tiers, on l'a abandonné au repos. Un précipité blanc, léger et flo-
conneux, s'est réuni au foud du vase : l'eau qui

surnageait a été décantée avant qu'elle se fût re-
froidie ; essayée par divers réactifs, elle n'a donné
aucun signe de la présence de la magnésie.

Le dépôt lavé et séché a pesé 2 gr. 18 millig.
(38 grains) : il était d'un beau blanc. Le carbonate de magnésie qui le composait, s'est dissous
avec effervescence dans l'acide sulfurique affaibli.

CONCLUSION.

En résumant toutes les expériences précédentes,
on voit que vingt-six litres d'eau de la Magdelaine,
ou vingt-huit pintes de Paris, contiennent :

1°. Acide carbonique li-

	gram.	milligr.		grains.
bre. (Art. 111 , pag. 73, 74 et 75).	6	905	ou	130
2°. Carbonate de soude. (Exp. iv, pag. 81 et 82).	10	040	ou	189
3°. Sulfate de soude. (Exp. v, pag. 82 et 83).	3	028	ou	57
4°. Muriate de soude. (Exp. vi et vii, pag. 84 et 85).	7	602	ou	145
5°. Alumine. (Exp. iv, pag. 87 et 88).	3	293	ou	62
6°. Carbonate de chaux. (Exp. 1, pag. 90 et 91).	6	162	ou	116
7°. Oxide de fer. (Exp.				
	37	030	ou	699

	gram.	milligr.	grains.
De l'autre part . . .	37	030	ou 669
II, pag. 91.)	0	584	ou 11
8°. Carbonate de magné-sie. (Exp. III, p. 92 , 93.)	2	018	ou 38

	gram.	milligr.	grains.
Total de tous les principes minéralisateurs, tant fixes que volatils, trouvés dans vingt-six litres d'eau.	39	632	ou 748

CHAPITRE IV.

Des propriétés physiques et chimiques de l'eau du bain de César, et du méphitisme qui se manifeste accidentellement dans ce bain.

L'EAU du bain de César a été analysée de la même manière que celle de la Magdelaine. Je n'ai point trouvé de différences appréciables dans les propriétés physiques de ces deux sources, ni dans la nature et les proportions des substances qui les minéralisent ; seulement la température du bain de César est plus élevée que ne l'est celle de la Magdelaine : elle est de 45 degrés thermomètre centigrade.

Cette température présente des différences ; mais elles sont illusoires. Ainsi, pendant les temps pluvieux, l'eau filtre au travers de la voûte du bain qui est en partie recouverte par la terre, et tombe en nombreux filets dans la cuve. Une source assez abondante, dont la chaleur varie au gré des eaux pluviales et qui pénètre dans la grotte, vient aussi se mêler quelquefois avec les eaux du bain de César. Ces différens mélanges affaiblissent d'une manière notable la température de la source principale.

Les mêmes causes d'erreur s'introduiraient aussi dans l'analyse, si l'on puisait ces eaux sans avoir égard à ces accidens.

Les eaux du bain de César sont ordinairement prises en bains partiels; rarement en bains entiers. Il est des circonstances où l'on ne pourrait, sans un danger imminent, se plonger dans la cuve. On se rappelle qu'elle est placée au milieu de la grotte. Le niveau de l'eau qui la remplit est à un demi-mètre au-dessous du seuil de la porte. Souvent tout l'espace compris, à partir de la surface de l'eau jusqu'à la hauteur du seuil, est occupée par une couche de gaz acide carbonique.

Lorsque l'intérieur de la grotte est dans cet état qu'on appelle *mauvais* ou *soufré*, on éprouve, en y entrant, un sentiment de chaleur, de formication et de pression sur les jambes. Cette observation est tellement vulgaire, qu'il n'est pas un habitant du Mont-d'Or qui ne sache, par la simple inspection, si le bain peut être abordé sans danger. La bougie brûle au-dessus du seuil de la porte ; elle s'éteint immédiatement au-dessous, quand le bain est *soufré*. L'eau de chaux, mise dans un vase placé sur le plancher, devient laiteuse. Un animal, plongé dans cette atmosphère, y est asphyxié en un instant. Alors on peut, à l'aide d'un vase, puiser du gaz acide carbonique dans ce local. On y observe en un mot tous les phénomènes que présentent les cavités souterraines qui recèlent ce gaz, et nommément la grotte du Chien, près de Naples.

On n'a rien à craindre, lors même que le bain de César est *mauvais*, quand la tête de celui qui s'y baigne ne plonge pas dans le gaz acide carbonique : au cas contraire, il serait promptement asphyxié. Au surplus, l'entrée en est toujours interdite, même pour les bains partiels, quand on a ce danger à courir.

Il est, je crois, superflu de dire qu'en abaissant le seuil de la porte ainsi que le terrain environnant, ce que la déclivité du lieu permet aisément, on n'aurait plus rien à redouter du gaz acide carbonique ; alors il s'écoulerait par sa pesanteur spécifique. Déjà, sans doute, une réparation aussi facile à exécuter qu'importante par ses résultats, eût été faite , si bientôt on ne devait changer la distribution des eaux du Mont-d'Or.

C'est ordinairement à l'approche des grands orages , pendant les fortes chaleurs ou lors des grandes variations atmosphériques, que le gaz acide carbonique reste en stagnation dans la grotte : ce phénomène peut tenir à la diminution de pression de l'air. J'ai observé qu'il correspond à l'abaissement du baromètre ; mais je crois aussi que , dans plusieurs de ces circonstances , il y a une plus grande émission de gaz. A trente pas au-dessous du bain, on peut souvent prononcer qu'il est dangereux de s'y baigner : alors l'eau surgit par saccades et avec grand bruit ; il semble que ses colonnes soient coupées par des tranches ou d'énormes bulles de gaz qui agitent, soulèvent l'eau de la cuve et viennent crever à sa surface. Il arrive aussi que le bain est *soufré*, sans que l'on entende ce bruit insolite. J'ai remarqué que le bain est bruyant et *soufré* , lorsque de grands orages se préparent ; qu'il est *soufré* et non bruyant par les temps chauds , et quand les vents méridionaux dominent.

Le premier de ces deux états concorde toujours avec un autre phénomène bien intéressant, et dont je ne connais pas d'analogues : j'en parlerai en traitant du Grand-Bain.

J'ai fait des expériences pour savoir si l'eau contient plus de gaz acide carbonique en dissolution, quand le méphitisme existe dans ce bain, que dans les temps ordinaires. S'il y a des différences à cet égard, je ne les ai pas saisies.

D'après les calculs de M. Cournon, ingénieur en chef du département, la source du bain de César fournit 40 litres d'eau par minute.

Je ne dois pas omettre qu'une vapeur très-épaisse s'échappe parfois du bain de César : on la remarque sur-tout pendant les temps froids et humides, rarement pendant les fortes chaleurs, et plus rarement encore quand le temps est à l'orage.

CHAPITRE V.

Des propriétés physiques et chimiques de l'eau du Grand-Bain.

Les eaux du Grand-Bain sont reçues, comme je l'ai déjà dit, dans un bassin de forme rectangulaire, divisé en quatre parties. Elles sourdent par un grand nombre de petits filets à travers les joints des pierres qui couvrent inégalement le fond de ce bassin.

ARTICLE Ier.

Propriétés physiques.

M. Cournon a trouvé que les sources réunies du Grand-Bain produisent trente-huit litres d'eau par minute.

Ces eaux sont inodores. Leur couleur est un peu opale. Conservées dans un vase à surface large et découvert, elles se couvrent d'une pellicule semblable à celle que présentent les eaux de la Magdelaine. Mais outre les différens carbonates et l'alumine, la silice entre aussi dans sa composition.

Les dalles qui forment la face antérieure du bassin, ont à leur partie supérieure des échancrures par lesquelles s'écoule le trop-plein du bain. Sur les côtés de ces échancrures on voit des incrustations très-dures. Un fragment de ces dépôts a donné à l'analyse, de la chaux, de la magnésie et du fer à l'état de carbonate, de la silice et de l'alumine.

La saveur des eaux est douce et insipide; elles sont molles et onctueuses au toucher.

La température diffère dans les quatre cuves. Le thermomètre centigrade monte à 43° dans celle qui est à droite en entrant ; il ne se tient qu'à 42 dans la cuve qui est à gauche : celle-ci n'est remplie que par communication. Comme le réservoir présente une assez grande surface, l'eau qu'il reçoit doit être d'autant moins chaude qu'elle s'éloigne davantage de ses sources. Cette différence de température est bien plus importante qu'elle ne paraît l'être au premier abord. En effet, si l'on sort de la cuve à droite pour se plonger successivement dans les cuves suivantes, la première impression que l'on éprouve, ressemble à celle que l'on ressentirait en se mettant dans un bain froid. Il n'est pas besoin de dire que cette sensation ne dure qu'un instant.

La température du Grand-Bain varie pendant le temps qu'on administre les bains et la douche. L'eau qui sert aux douches est élevée, par le moyen d'une pompe, dans un réservoir placé au-dessus des cuves; elle retombe ensuite dans les bains. Sa chaleur diminue en raison du trajet qu'elle parcourt, des surfaces plus ou moins multipliées avec lesquelles elle se trouve en contact, et de son séjour plus ou moins prolongé dans le réservoir. Si donc, pendant ou quelques heures après le temps du service, on cherchait à connaître le degré de chaleur des bains, on n'aurait que des résultats fautifs et variables au gré du jeu ou de l'intermittence des douches. L'erreur que cette cause peut introduire dans l'appréciation de la chaleur des eaux, va jusqu'à un degré et demi.

ARTICLE II.

Propriétés chimiques de l'eau du Grand-Bain.

L'eau du Grand-Bain ne rougit pas la teinture de tournesol.

Elle forme avec l'eau de chaux un précipité qui ne se redissout pas si le réactif y entre pour plus d'un sixième, tandis que ce précipité se redissout promptement dans l'eau de la Magdelaine, lors même que le réactif est employé à une dose égale à celle de l'eau.

Elle verdit plus promptement le sirop de violettes que ne le fait l'eau de la Magdelaine.

Le prussiate de potasse ne lui imprime aucune altération visible. Ce n'est qu'au bout de plusieurs heures que l'alcohol gallique précipite faiblement cette eau, et lui donne une couleur d'un brun fauve.

Les autres réactifs se comportent en apparence avec l'eau du Grand-Bain comme avec celle de la Magdelaine.

Deux litres de cette eau ont donné 266 milligrammes (5 grains) de gaz acide carbonique libre.

ARTICLE III.

Examen de l'eau du Grand-Bain par l'évaporation.

J'ai fait évaporer jusqu'à siccité vingt-six litres d'eau du Grand-Bain. Le dépôt soigneusement recueilli a pesé 34 gr. 634 mil. (652 grains). 3 gr. 665 mil. (69 grains) des substances qui le composaient, n'ont été dissoutes ni par l'alcohol, ni par l'eau distillée bouillante, ni par l'acide acétique.

EXPÉRIENCE I.

A. J'ai mis ce résidu, qui était blanc, pulvé-rulent et doux au toucher, dans une forte disso-lution de potasse alcoholique. Il s'y est entière-ment dissous.

EXPÉRIENCE II.

B. J'ai versé dans cette dissolution de l'acide ni-trique et enfin un peu d'alcohol. A l'instant j'ai obtenu un précipité très-abondant. Ses molécules, réunies en une seule masse, représentaient un cône renversé dont la base était à fleur du liquide. J'ai recueilli ce dépôt B avec une cuiller d'argent;

je l'ai mis sur un disque de verre. Il était demi-transparent, tremblottant comme la gélatine, comme elle frémissant à la moindre impulsion ou sous la lame qui le divisait, doux et élastique au toucher, et sans autre saveur que celle de la dissolution d'où je l'avais extrait. Sa couleur était légèrement citrine quand on l'examinait en masse, et parfaitement transparente lorsqu'on l'avait divisé par tranches.

Exposé au feu dans une capsule de porcelaine, il s'est rapidement rapproché et converti en petits fragmens anguleux, dont quelques-uns étaient de couleur opale, et d'autres transparens; une partie est restée pulvérulente.

EXPÉRIENCE III.

C. J'ai humecté le dépôt B et divisé les frag-mens qui le composaient; puis, je l'ai fait digérer plusieurs mois dans un flacon rempli d'acide sul-furique affaibli. Le liquide C, qui surnageait la partie insoluble D du dépôt B, a été décanté. La partie insoluble D, lavée à plusieurs reprises, a pesé 1 gram. 53 mil. (30 grains). Elle était insipide, dure et âpre au toucher, rayant l'épiderme et le verre. Des petits fragmens qui la composaient, les uns avaient la transparence du cristal; d'autres

étaient colorés comme la pierre à fusil. Tous se
précipitaient rapidement au fond de l'eau et ne
contractaient aucune adhérence entre eux après
une longue immersion. Douze grains de cette terre
traitée au chalumeau avec poids égal de carbonate
de potasse, se sont convertis en verre.

EXPÉRIENCE IV.

D. Le liquide C qui surnageait la partie insoluble du dépôt B ou la silice, a été précipité par
l'ammoniaque. Pour rendre la précipitation plus
complète, on a ajouté de l'alcohol. Avant cette
addition, on s'était assuré que le sulfate d'ammoniaque formé se trouvait à l'état neutre.

Ce nouveau précipité a pesé 1 gram. 912 mil.
(36 grains). La matière qui le formait était d'un
blanc mat, pulvérulente, très-douce au toucher ;
elle happait fortement à la langue, absorbait l'eau
avec sifflement, ne verdissait pas le sirop de violettes, et présentait enfin tous les caractères de
l'alumine.

D'après les expériences que j'ai faites pour savoir
à quel état la silice et l'alumine se trouvent dans
l'eau du Grand-Bain, je me suis assuré que moitié
de ces deux terres, à peu près, y est en dissolution, et l'autre moitié en suspension.

CONCLUSION.

Vingt-six litres d'eau du Grand-Bain , ou vingt-huit pintes de Paris , fournissent en principes minéralisateurs :

	Gram.	Millig.		Grains.
1°. Gaz acide carbonique libre.	3.	452	, ou	65
2°. Carbonate de soude	10.	624	, ou	200
3°. Muriate de soude..	7.	808	, ou	147
4°. Sulfate de soude....	2.	656	, ou	50
5°. Carbonate de chaux.	7.	330	, ou	138
6°. Carbonate de magnésie.	2.	496	, ou	47
7°. Oxide de fer.		212	, ou	4
8°. Alumine.	2.	071	, ou	39
9°. Silice	1.	593	. ou	30

TOTAL des substances fixes et volatiles contenues dans vingt-six litres d'eau du Grand-Bain. . . . . . 38. 242 , ou 720

On avait regardé , jusqu'à présent, les trois sources du Mont-d'Or comme identiques dans leur composition chimique. L'observation néanmoins avait démontré que leurs propriétés médicinales ne sont pas les mêmes ; et si les médecins, qui ont été successivement préposés à l'inspection de ces eaux, ont conseillé indistinctement la boisson des eaux transportées de César ou de la Magdelaine, ils ont en même-temps établi une grande différence entre leur action et celle de la source du Grand-Bain. Ici l'analyse vient à l'appui de l'observation. Les documens qu'elle fournit ont au moins cela de précieux, qu'ils justifient et confirment une distinction établie depuis des siècles, distinction que ceux qui se croient aussi habiles qu'ils sont prompts à juger de tout, regardaient comme futile.

Ainsi l'eau du Grand-Bain contient une assez forte quantité de silice, que l'on ne trouve ni dans l'eau de César ni dans celle de la Magdelaine. Ces deux sources, à leur tour, tiennent beaucoup plus de gaz acide carbonique et de fer en dissolution, que ne le fait la première. Abstraction faite des autres différences de composition, personne ne contestera, je pense, que celles dont je viens de parler ne doivent influer sur le mode d'action que ces eaux exercent sur l'économie.

Long-temps avant moi, Chomel avait remarqué quelques-unes de ces différences de composition chimique (1).

____

(1) Voyez la page xxii de l'Introduction.

CHAPITRE VI.

Des phénomènes que présente le Grand-Bain à l'approche des orages.

Je me suis assuré par un grand nombre d'expériences, faites dans des saisons différentes, que la température des eaux du Mont-d'Or est constante, et que celle du Grand-Bain fait monter le thermomètre centigrade à 43 degrés. Je vais parler d'un phénomène qui, examiné superficiellement, tendrait à faire croire que cette température est susceptible de variations.

Si le temps est froid ou pluvieux, le local où l'on administre les bains est rempli d'une vapeur quelquefois si épaisse, que, de la porte, il est impossible d'apercevoir les malades plongés dans les bains.

Cette vapeur n'est pas visible lorsque le temps est au beau fixe, ou que de grands orages se préparent. Alors le plancher du bain, habituellement mouillé, devient très-sec.

Si, dans cette circonstance, on entre dans le local du Grand-Bain, l'air qu'on y respire paraît brûlant ; une chaleur sèche et piquante se fait sentir sur tout le corps ; on éprouve le besoin de respirer un air moins sec et moins raréfié. Cet état gêne beaucoup les hommes de service, les doucheurs, et les baigneurs sur-tout.

Le thermomètre, qui se tient ordinairement à 18 ou 20 degrés dans l'intérieur de ce local, y monte alors à 22 ou à 24 : je l'y ai vu à 27. L'air extérieur est en même-temps très-chaud, et le bain de César est bruyant ou *soufré*.

Si l'on plonge la main dans les cuves du Grand-Bain, l'eau paraît plus chaude que de coutume.

Chaque bain dure quinze ou dix-huit minutes, terme moyen. A peine les malades peuvent-ils y rester sept ou huit minutes quand le phénomène se manifeste ; et dans cette circonstance, plusieurs y périraient apoplectiques si on les y laissait plus long-temps. Ils ressentent, en y entrant, une chaleur âcre, piquante et extrêmement incommode. La respiration s'embarrasse, le pouls devient très-accéléré, la figure se colore promptement et se couvre de gouttes de sueur. Ceux qui ont déjà pris quelques bains, disent qu'ils les trouvent beaucoup plus chauds que de coutume.

Ce phénomène ne dure souvent que deux ou trois heures : quelquefois il se soutient pendant toute la nuit. S'il ne se présentait qu'après un grand abaissement de température, peut-être n'y ferait-on pas attention. Le milieu dans lequel nous entrons, imprime une chaleur d'autant plus forte, que celle de l'air est moins grande : ainsi les caves profondes nous paraissent chaudes en hiver. Mais c'est le plus souvent pendant les grandes chaleurs que l'on observe le phénomène dont je parle.

Si quelques malades seulement se plaignaient de cette augmentation de température, on pourrait la regarder comme une erreur de sensation, et rapporter à leur disposition particulière ce qu'ils attribuent à une plus grande chaleur des eaux. Cette explication ne paraît pas admissible, puisque tous éprouvent la même impression ; tous, sans exception, disent que les bains sont brûlans.

C'est dans cet état de choses, que, trente fois au moins, j'ai consulté le thermomètre pour savoir s'il indiquerait un plus grand degré de chaleur: autant de fois je me suis assuré que cet instrument n'annonçait point d'augmentation de température; il se tenait à 42° ou 42° et demi, suivant que le jeu des douches altérait plus ou moins la chaleur des eaux ; jamais je ne l'ai vu au-dessus de 43°. J'avais soin de faire l'expérience avec deux ou trois thermomètres éprouvés, et marchant bien ensemble.

Avant de faire part de mes conjectures sur les

causes de ces phénomènes, il est bon de dire,

1°. Que souvent je les ai fait remarquer à des hommes dont l'instruction exclut toute prévention;

2°. Que le renouvellement de l'air, dans l'intérieur du bâtiment, n'est point empêché par les spectateurs, depuis que des factionnaires placés à la porte en interdisent l'entrée pendant le temps du service ;

3°. Et qu'enfin il est extrêmement rare que le tonnerre ne se fasse pas entendre dans la vallée du Mont-d'Or, ou dans ses environs, quinze ou vingt heures, au plus tard, après l'apparition de ces phénomènes.

Je crois que plusieurs causes contribuent à leur production.

Quand la vapeur est visible et abondante, elle modère, à mesure qu'elle s'échappe, la chaleur de l'intérieur du bâtiment; en se condensant sur les hommes de service, elle les rafraîchit, puisqu'elle leur soustrait du calorique pour reprendre son état élastique : lorsqu'au contraire elle est invisible et que l'air est très-chaud, la respiration est moins libre; et si, comme tout porte à le croire, il se dégage en même-temps une plus grande quantité de gaz acide carbonique, ce gaz, en se dispersant dans l'intérieur d'un local où l'air ne se renouvelle que lentement, ajoute à la difficulté de respirer que l'on y éprouve, et détermine le picotement que l'on ressent sur les surfaces de la peau qui ne sont pas garanties de son impression par les vêtemens. Mêlé en plus grande quantité à l'eau du bain, il peut aussi occasionner la chaleur mordicante et insolite que l'on y perçoit. Si l'on range ces probabilités dans la classe des certitudes, elles servent bien à expliquer le malaise qu'éprouvent les baigneurs et les hommes de service, mais elles ne rendent pas complètement raison de l'énorme et presque subite accélération du pouls. Il est essentiel d'observer que les malades qui prennent des bains tempérés, dans les baignoires mobiles, ne participent que très-peu à l'état d'anxiété dont j'ai parlé, quoiqu'il n'entre, dans quelques circonstances, qu'un seau d'eau de rivière dans leur bain, et que, d'ailleurs, ils se trouvent dans la même atmosphère que ceux qui se baignent dans les cuves. C'est donc dans l'eau des cuves même qu'il faut chercher la cause qui rend accidentellement l'immersion de si courte durée.

La grande connexion qui existe entre la formation des orages et l'augmentation apparente de température des bains; la disparition de cette perception générale de plus grande chaleur après l'orage, et son absence pendant un temps constamment sec ou constamment humide, devaient faire penser que le fluide électrique joue un grand rôle dans les effets dont je cherchais à pénétrer les causes. Je dirigeai mes recherches vers ce but ; et si, dans la suite, elles mènent à la découverte de quelque fait intéressant, j'avoue que j'ai été mis sur la voie par M. Ramond, aux sages entretiens de qui je dois beaucoup.

En 1807, je mis au nombre des instrumens que je portai au Mont-d'Or, un électromètre pluvial construit à peu près sur le modèle de celui de Cavallo. J'attendais avec impatience l'occasion de le mettre en expérience ; elle se présenta le 22 juillet : je n'obtins aucun résultat favorable à mes conjectures. Le 2 et le 13 août de la même année, l'électromètre étant convenablement placé et arrosé avec de l'eau puisée dans les bassins, je vis un écartement des boules. J'ai observé le même écartement le 9 juillet 1808 et le 1.er août 1809 ; mais je dois dire aussi que, dans l'intervalle de ces diverses époques, j'ai huit fois au moins vainement essayé l'électromètre. Je faisais, il est vrai, ces expériences pendant le temps des bains, et conséquemment à la hâte. Mes occupations ne me permettaient point de soigner cet instrument avec l'attention minutieuse qu'il exige. On sait que, pour peu qu'il soit humide, il ne décèle point la présence du fluide électrique, lors même que ce fluide serait abondant. Je me propose de répéter et de varier ces expériences quand le temps et les circonstances le permettront. En attendant, je crois, et j'appuie cette opinion sur des faits, que, dans quelques eaux minérales, le fluide électrique se trouve accidentellement au nombre des substances qui ont une action directe sur l'économie. Lorsque, par une rupture d'équilibre, ce fluide tend à quitter le réservoir commun pour se porter dans l'atmosphère, et féconder, si l'on peut se servir de cette expression, les nuées orageuses, il est probable que, dans ce déplacement, il suit de préférence les substances conductrices. Or, que l'on se représente des eaux thermales venant par une infinité de ramifications former un jet commun, et l'on concevra que chacune d'elles apportant son tribut au réservoir de la source, c'est en même-temps dans ce réservoir que doit agir avec le plus d'énergie le fluide qu'elles fournissent.

Toutes les eaux thermales se comportent-elles de la même manière ? C'est au temps et à l'expérience qu'il appartient de l'apprendre. Si pourtant il était permis de préjuger quelques points de cette question, on pourrait penser que la quantité de fluide électrique fournie par chaque source, doit

être en raison de sa température, de son volume,
de l'éloignement et de la profondeur de ses ramifications ; que ce fluide peu abondant ou peut-être
absent dans les sources qui naissent en plaine, doit
se trouver en plus grande quantité dans celles qui
sont couronnées par des pics élevés.

Quand le temps est à l'orage, deux causes paraissent donc s'opposer à ce que les malades puissent supporter une longue immersion dans le
Grand-Bain ; je dis longue, relativement à sa durée
ordinaire. La première, et celle-ci ne peut
être révoquée en doute, est l'oppression qu'occasionnent la chaleur sèche de l'air et une plus
grande émission de gaz acide carbonique. La seconde dépend probablement de l'influence du
fluide électrique. On sait que ce fluide n'augmente
pas la température des corps ; mais on sait aussi
qu'il fait circuler plus rapidement les liquides.
Ainsi de petits vases ayant à leur fond des ouvertures capillaires, par lesquelles l'eau ne s'échappe
que goutte à goutte, fournissent des jets sans interruption quand on électrise le liquide qu'ils contiennent. L'électricité n'agit pas d'une manière
moins sensible sur l'économie animale, dont elle
augmente les propriétés vitales. La circulation s'accélère si l'on électrise un homme placé sur le ta-
bouret isolant ; on augmente la quantité des règles,

on hâte leur retour ou même leur apparition, en dirigeant un courant de fluide électrique vers l'utérus, etc. : il ne doit donc pas paraître étonnant que la circulation soit fortement et rapidement augmentée, lorsqu'un individu, exposé à l'action de cet agent, est en même-temps plongé dans un bain d'une température qui excède celle du sang.

L'action des eaux thermales, déjà si puissante sur l'économie, est bien accrue par celle de l'électricité. La réunion de ces deux moyens est, dans beaucoup de cas, une grande ressource présentée par la nature ; mais comme il paraît que l'un de ces moyens ne seconde pas l'autre constamment, et qu'il ne se développe pas toujours dans les mêmes proportions, il en résulte, je crois, qu'un nouveau sujet d'étude se présente aux méditations des médecins. S'il est des maladies où le concours du fluide électrique convient, il en est d'autres aussi où son intervention serait nuisible. Et ne serait-ce pas à la présence éventuelle de ce fluide, qu'il faudrait rapporter quelques-unes de ces guérisons aussi promptes que surprenantes que l'on voit souvent aux eaux ? Tel malade, guéri après un traitement de trois ou quatre jours, aurait-il obtenu le même succès s'il eût pris les bains dans d'autres temps ? Mais si les bains ne produisent pas toujours le même degré d'excitation sur l'économie , ils éprouvent donc des modifications dans leur composition. Ces modifications sont à-peu-près étrangères à leur constitution chimique ; je crois l'avoir suffisamment démontré. Serait-ce donc dans leurs propriétés physiques qu'il faudrait les chercher ? Je le présume ; mais je ne regarde pas encore comme assez concluans les faits que j'ai recueillis , pour l'affirmer positivement.

CHAPITRE VII.

Fontaine de Sainte-Marguerite.

Les eaux de Sainte-Marguerite sont belles et limpides. Leur température ne s'élève pas au-dessus de 10 ou 11° : elles sont inodores, ont une saveur fraîche , acide et même un peu stiptique, ne laissent aucun dépôt dans leur trajet, rougissent fortement la teinture de tournesol , précipitent l'eau de chaux , redissolvent promptement ce précipité , fournissent une grande quantité de bulles si l'on y verse un peu d'acide sulfurique ou si on les fait chauffer, perdent ces différentes propriétés après avoir bouilli , et alors ne sont plus visiblement altérées par les réactifs.

Elles contiennent 850 milligram. de gaz acide carbonique par litre.

Le dépôt qu'elles abandonnent, quand on les a fait évaporer, ne diffère ni en quantité ni en qualité de celui que l'on obtient des fontaines ordinaires de la vallée.

Leur mélange avec le vin compose une boisson agréable et rafraîchissante.

Ces eaux sont toniques, détersives, antiseptiques, et augmentent la quantité des urines. Elles conviennent aux personnes mélancoliques, cacochymes, à celles dont l'estomac est affaibli. On peut les boire à la dose de quatre ou cinq verres chaque matin ; et, pendant les repas, les mêler avec le vin.

En lotions, elles détergent les ulcères, favorisent leur cicatrisation, en augmentant l'énergie vitale, et secondent ainsi leur curation.

La source froide qui avoisine celle de Sainte-Marguerite, présente les mêmes propriétés.

Je pense qu'il serait utile de capter ces deux sources, et de les conduire, en grande partie, dans le local où l'on administre les grands bains : leurs eaux serviraient à tempérer ces derniers quand les indications le commandent.

Je ne parlerai point de la fontaine de la Pantoufle, qui se trouve sur le bord de la grande route, à l'entrée du Mont-d'Or. Le goût terreux qu'elle contracte dans les temps de pluie, son mélange avec les eaux croupissantes auprès desquelles elle vient sourdre, la dénaturent si souvent, qu'elle mérite à peine de fixer l'attention, sur-tout dans une vallée qui est si riche en eaux minérales.

TROISIÈME PARTIE.

Des propriétés médicinales et de l'action générale des bains du Mont-d'Or.

Les notions que l'on aurait sur les propriétés médicinales des eaux minérales , seraient bien inexactes, si l'on ne pouvait juger de ces propriétés que par l'analyse chimique. Les inductions que l'on en tire ne sont pas toujours confirmées par l'observation. En partant de ce point , souvent on placerait sur la même ligne des sources dont les vertus diffèrent. Que peuvent , dira-t-on , quelques atomes de plus ou de moins d'une substance dans une eau ? Qu'importe encore que celle-ci contienne quelques grains d'une matière inerte que l'on ne trouve pas dans une autre ? Mais en supposant que l'analyse des eaux ait été poussée à ce point de perfection où l'on pense qu'elle est arrivée , et que rien de ce qui entre dans leur composition ne lui échappe , connait-on assez positivement comment agissent sur l'économie, des substances auxquelles on refuse toute espèce d'action , pour déterminer *à priori* les vertus des eaux thermales ? Ne pourrait-on pas dire à celui qui soutiendrait l'affirmative , qu'il ne fait que discourir là où il faut observer? « Les progrès de l'analyse chimique nous avertissent tous les jours, dit M. Guyton de Morveau, que moins d'un millième de substance ajoutée ou soustraite dans une composition , y produit des changemens de propriétés notables (1) ». Sans doute l'analyse des eaux a un degré d'utilité qu'on ne peut lui contester ; mais quelque bien faite qu'elle soit , ce n'est qu'à l'expérience médicinale qu'il appartient de prononcer sur le degré d'influence qu'elles exercent sur l'économie humaine.

CHAPITRE PREMIER.

§. Ier.

Des phénomènes que l'on observe pendant l'immersion dans l'eau du Grand-Bain.

La personne qui entre pour la première fois dans

____

(1) Ann. de Chimie , ann. 1810.

l'eau du Grand-Bain , éprouve une chaleur vive, une sorte de spasme et d'anxiété qui l'empêchent de s'y plonger sur-le-champ. Elle s'enfonce , elle ressort au même instant, et enfin, après ces mouvemens continués pendant quelques secondes, l'habitude du corps supporte le nouveau milieu dans lequel elle se trouve.

Le pouls se concentre sur-le-champ ; mais à la deuxième ou troisième minute , il se dilate : la circulation s'accélère ; le nombre de pulsations est augmenté au moins d'un tiers à la septième minute ; la respiration devient précipitée ; le visage se colore fortement et ne tarde pas à se couvrir de gouttes de sueur. La cornée est injectée , les lèvres sont turgescentes , on voit la sueur couler sur la face et sur toutes les parties du corps qui ne sont point plongées dans l'eau : alors il faut, sans délai, faire sortir le malade du bain.

Toutes les douleurs, les rhumatismales sur-tout, diminuent à la quatrième ou cinquième minute ; bientôt le bain les assoupit ; et ce calme lui-même annonce qu'il serait dangereux de prolonger l'immersion. Le désir que manifestent les baigneurs de rester plus long-temps dans le bain , leur deviendrait funeste, si le médecin était assez faible ou assez inexpérimenté pour y condescendre.

Les phénomènes que je viens de rapporter sont

bien ceux que l'on observe le plus communément pendant le bain ; mais l'âge, le sexe, les forces, la susceptibilité du malade, la nature de la maladie, et le plus ou moins grand degré d'énergie de la peau, établissent de grandes différences à cet égard. Ainsi, toutes choses égales d'ailleurs, les vieillards supportent le bain plus long-temps parce que la sensibilité du derme est affaiblie. J'ai vu des malades rester demi-heure dans le bain, sans que le pouls, la respiration et la couleur de la peau présentassent la moindre altération. Le tissu cutané avait perdu ses facultés vitales.

§. II.

État du baigneur sorti du bain.

Si l'on examine l'individu sortant du bain, on voit que toute l'habitude du corps est fortement colorée ; la tête est un peu embarrassée, les jambes chancellent, la sueur ruisselle sur tout le corps. La peau boursouflée présente des inégalités : elle est très-douce au toucher, et couverte d'un enduit onctueux.

L'onctuosité de la peau doit être rapportée à la sécrétion augmentée de ses follicules sébacées, que déterminent la température du bain et les substances qui le minéralisent. Il se peut aussi que l'alumine, en se déposant sur la surface du corps, concoure à produire cet effet, qui se soutient long-temps après l'émersion : on doit aussi tenir compte de la disparition des différens sels que l'humeur de la transpiration abandonne sur l'épiderme qu'ils rendent toujours plus ou moins âpre et écailleux. Mais ce qui prouve que cette onctuosité tient principalement à la première cause que j'ai indiquée, c'est qu'elle est bien moins apparente quand on ne prend que le bain tempéré.

§. III.

État du baigneur transporté dans son lit.

Le pouls devient large et souple ; la fréquence diminue ; la respiration est moins gênée ; l'état fébrile dure plus ou moins long-temps. Les artères, celles de la tête principalement, battent avec force. Une chaleur douce et modérée succède à la chaleur âcre ressentie pendant les premiers momens de l'immersion ; tout le corps se couvre d'une sueur abondante et inodore. Il convient de modérer cette sueur une demi-heure ou trois quarts d'heure après son apparition, sans quoi elle affaiblirait considérablement. On y parvient en s'agitant un peu, en s'essuyant le corps et en changeant de linge.

Parmi les malades qui viennent au Mont-d'Or, il en est un grand nombre qui, au sortir du bain, retournent à pied dans leur auberge. On n'a jamais observé qu'ils aient éprouvé de répercussion de transpiration, lors même qu'ils font ce trajet pendant des temps froids et humides. L'action augmentée des solides, et l'effort expansif des fluides, empêchent ces derniers de refluer de la circonférence au centre.

§. IV.

État des baigneurs dans la journée.

La transpiration abondante que l'on a éprouvée après le bain, loin d'affaiblir, fortifie et rend plus agile dans la journée. Il semble que les articulations sont devenues plus flexibles. La peau conserve la souplesse et l'onctuosité qu'elle avait au sortir du bain ; elle perd la couleur et la densité qu'elle y avait acquises ; toutes les fonctions paraissent s'exécuter avec plus de régularité.

Les bains augmentent bien plus l'action de la peau que celle des reins. Si la quantité des urines devient plus grande, ce que l'on observe quelquefois, les malades transpirent beaucoup moins.

Parmi les cultivateurs qui prennent les bains, il en est un grand nombre qui ne s'astreignent à aucun régime ; tels sont principalement ceux qui sont atteints de rhumatismes , d'ankiloses , d'entorses , etc. : ils portent l'insouciance au point d'entrer dans le bain en quittant la table , ou lorsque la digestion est commencée. M. Peyronnet avait observé depuis long-temps , et j'ai remarqué aussi , qu'il ne leur arrive jamais d'indigestion.

§. V.

État des baigneurs pendant la durée du traitement.

La durée du traitement est de douze jours au moins , et de dix-huit ou vingt au plus. Les sueurs les plus abondantes se manifestent pendant plusieurs jours ; elles diminuent après le troisième ou le quatrième bain. Il est cependant quelques malades qui continuent à suer avec la même violence à la suite de chaque bain. Dans ce cas, on doit ne les faire baigner que de jour à autre , et diminuer la durée de l'immersion ; autrement ils seraient trop affaiblis. C'est aussi du second au quatrième jour que les douleurs , les rhumatismales principalement , augmentent après le bain. L'expérience démontre que cet effet est d'un bon augure. Il est bien rare que cette exaspération ne soit pas l'avant-coureur d'une crise favorable par la peau ou par les urines. *Dolor amarissimum naturæ remedium*, dit Sydenham.

Il ne faut pas perdre de vue que l'augmentation de forces produite par les bains ne dure que trois ou quatre jours ; au bout de ce temps, elles diminuent un peu ; les malades pâlissent et quelques-uns maigrissent ; en général ils sont altérés , ils éprouvent un sentiment de sécheresse et de chaleur interne , tandis que la peau est douce et moite. Les excrétions alvines sont plus rares que de coutume ; l'appétit est bon , le corps plus sensible au froid. La majeure partie de ces phénomènes n'auraient probablement pas lieu , si les sueurs étaient le résultat exclusif de l'absorptiou. Je ne cherche jamais à diminuer l'état de sécheresse et de resserrement du ventre , à moins qu'il ne soit porté au point de faire craindre des accidens fâcheux. Quand la nature prépare ou opère des crises par l'expectoration , par les urines , par les sueurs ou par d'autres excrétions , ne serait-ce pas troubler son travail que d'exciter , par des purgatifs , l'action des intestins ? *Quò natura vergit , eò ducendum.*

§. VI.

Expériences faites pour connaître l'action du Grand-Bain sur le pouls.

J'ai fait plusieurs expériences pour connaître

l'action du Grand-Bain sur le pouls. Je vais en rapporter quelques-unes.

EXPÉRIENCE I.

Un homme âgé de 28 ans, d'une forte complexion, d'un tempérament sanguin, et jouissant d'une bonne santé, avait, avant d'entrer dans le bain, 61 pulsations par minute.

La température du bain était de 43 degrés.

L'expérieuce fut faite le 10 septembre 1808.

Le temps était pluvieux, le thermomètre extérieur à 10 degrés, et le baromètre à 24 p. 9 l.

J'observais le pouls avec une montre à secondes. A la quatrième minute il donna 77 pulsations.

7me. minute....... 87.
11me. *id*......... 91.
15me. *id*......... 96.
17me. *id*......... 102.

La figure était très-rouge; la sueur ruisselait sur la face et sur les tempes à la 15me. minute. La tête était embarrassée et la respiration précipitée : à la sortie du bain, il fallut soutenir l'individu, le couvrir de son manteau, et l'aider à se mettre dans la chaise à porteurs.

J'observai de nouveau le pouls quand le baigueur fut dans son lit ; le nombre des pulsations était réduit à 90, cinq minutes après l'émersiou ; et un quart d'heure ensuite, à 78. Pendant tout ce temps, la sueur coulait en abondance. Le pouls était encore fébrile une demi-heure après le bain : l'individu se leva ; il était un peu faible ; cette faiblesse ne dura pas une demi-heure.

EXPÉRIENCE II.

Le 12 septembre, à neuf heures du matin, le même individu se mit dans un bain d'eau de rivière chauffé à 42 degrés. Les précautions étaient prises pour que la température fût entretenue au même degré, autant qu'il serait possible, pendant durée de l'immersion. La baignoire était dans une chambre spacieuse, et non dans le bâtiment du Grand-Bain.

Temps pluvieux.

Thermomètre extérieur, 9 degrés et demi.

Baromètre, 24 p. 10 l.

L'individu avait fait beaucoup d'exercice dans la matinée ; son pouls donnait 68 pulsations par minute.

Trois minutes après l'immersion, il y eut 86 pulsations.

5me. minute........		95.
9me. *id*.........		103.
11me. *id*.........		111.
15me. *id*.........		116.

La figure se colora, et la sueur parut à la cinquième minute.

La tête n'était pas embarrassée après la sortie du
bain ; la démarche n'était point chancelante, et le
baigneur respirait librement.

La sueur, dans cette dernière expérience, ne
dura que 10 minutes après l'immersion. Le mouvement fébrile avait également cessé après la 18me.
minute.

La peau fut sèche pendant la journée, tandis
que, dans le premier cas, elle avait conservé la
souplesse et l'onctuosité.

J'ai fait les mêmes expériences sur un jeune
homme bien portant. J'ai obtenu à très-peu de
chose près les mêmes résultats. L'eau de rivière,
élevée à la même température, m'a paru constamment imprimer une agitation plus vive au pouls,
exciter un mouvement fébrile moins durable, et
déterminer moins de sueur. La tête et la respiration sont plus libres, quoique la circulation soit
plus accélérée ; ce qui me fait croire que, dans le
Grand-Bain, le gaz acide carbonique pourrait bien
contribuer à les embarrasser.

Le 11 septembre 1805, je me baignai dans la
cuve la moins chaude du Grand-Bain : dans l'état
ordinaire, mon pouls donne 72 ou 75 pulsations
par minute ; après six minutes d'immersion, je me

fis transporter dans mon lit. Pendant trois quarts d'heure je suai abondamment ; mon pouls battait avec force : je ne me trouvai pas fatigué dans la journée. Je pris un second bain le lendemain ; il dura douze minutes : je suai moins que la veille ; le mouvement fébrile me parut aussi moins violent. Le 13 je pris un troisième bain de seize minutes : il me fit moins suer que les précédens. Ne me sentant pas fatigué, je montai à cheval, et j'allai au pic de Sancy. Le temps était très-beau ; le thermomètre marquait, à une heure, 15 degrés à la cime du pic ; j'y demeurai près de trois quarts d'heure, et en revenant je fis la plus grande partie du chemin à pied. La nuit, j'éprouvai du malaise, de l'agitation et de la chaleur ; je ressentis des douleurs contusives sur tous les membres ; j'eus un peu de fièvre. Cet état n'ayant pas cessé le 14, je ne me baignai point. La nuit du 14 au 15 se passa comme la précédente : le 15, je pris un bain de 12 minutes ; rentré dans le lit, je suai abondamment pendant plus de trois quarts d'heure. Le malaise que j'avais éprouvé se dissipa complètement ; il ne me resta qu'un peu de faiblesse pendant deux ou trois jours.

J'ai vu plusieurs baigneurs qui avaient éprouvé les mêmes effets, lorsqu'après des courses fatigantes, ils s'étaient reposés quelque temps sur la cime des montagnes, où l'air est toujours plus ou moins agité, le bain les délassait et les rétablissait promptement.

En poursuivant mes expériences sur les effets sensibles du bain, j'ai reconnu que les personnes qui supportent le plus aisément de longues immersions, sont celles qui ont la fibre molle et les vieillards. Parmi ces derniers, j'en ai vu dont le pouls était à peine agité après une immersion de trente minutes.

Les personnes qui ont la fibre sèche ou dont les nerfs sont agacés, doivent s'abstenir des bains chauds, ou n'en prendre que de très-courts.

§. VII.

De l'action des bains sur quelques fonctions.

Les forces vitales de la peau s'exaltent pendant l'immersion, mais sur-tout au commencement. Cette exaltation ne se borne pas au tissu cutané ; elle s'étend encore jusqu'aux capillaires de ce système. Ces vaisseaux reçoivent alors une plus grande quantité de sang. C'est à cette cause qu'il faut attribuer la coloration plus vive de la peau, l'espèce d'inflammation érésipélateuse qu'elle présente, et les taches ou ecchymoses que l'on aperçoit quelquefois sur les individus qui ont ce tissu délicat. Les exhalans n'étant que la continuation des capillaires, l'action de ceux-ci ne peut être, augmentée sans que celle des premiers ne le soit également ; et à mesure que la circulation plus accélérée force les capillaires à recevoir plus de sang, la quantité de fluides que les exhalans versent au dehors, s'accroît notablement. C'est à cette cause bien plus qu'à l'absorption qu'il faut attribuer la sueur qui survient pendant et après le bain.

On lit néanmoins dans une thèse sur les eaux du Mont-d'Or, soutenue à Montpellier, en 1768, par M. Lavialle du Masmorel, que le poids du corps d'un homme a été augmenté d'une livre un quart après le bain ; d'où l'auteur conclut qu'il y a absorption pendant le bain, et que la sueur résulte de cette absorption. Telle est aussi l'opinion de M. Lemonnier, ainsi qu'on peut en juger par le passage suivant :

« M'étant baigné dans le bain de César pendant
» quinze ou dix-huit minutes, sa chaleur, qui
» comme je l'ai remarqué, est de 36° et demi,
» savoir, de 4° et demi plus grande que celle du
» corps humain, m'excita bientôt une sueur très-
» abondante ; et m'étant fait transporter dans
» mon lit lorsque je ne pouvais plus souffrir la
» chaleur de ce bain, cette sueur continua et se

» répandit par tout mon corps avec la même im-
» pétuosité que si j'eusse fait l'excrcice le plus
» violent pendant la canicule. Cependant crai-
» gnant qu'une sueur aussi abondante ne m'af-
» faiblît trop, je me levai au bout d'une demi-
» heure, et la sueur cessa dès que j'eus pris l'air.
» Ma peau était devenue molle et douce comme si
» je me fusse baigné dans de l'eau de savon, et je
» fus fort étonné de ne me sentir ni affaibli ni fati-
» gué après une sueur aussi abondante; il me
» semblait au contraire que j'étais plus libre et
» plus aisé dans mes fonctions.

» J'ai répété plusieurs fois la même expérience,
» sur-tout le soir, après avoir marché toute la
» journée dans des lieux assez rudes; et loin de
» me trouver affaibli par l'effet du bain, il me
» semblait au contraire qu'il me délassait de mes
» fatigues. Plusieurs personnes ont éprouvé la
» même chose; mais ce qui confirme encore mieux
» ce que j'avance, c'est que j'ai vu des malades
» très-languissans, qui avaient pris plus de vingt
» bains consécutivement, savoir, deux par jour,
» et qui n'avaient jamais manqué de suer avec la
» même violence : tous m'ont témoigné que, loin
» de s'en trouver affaiblis, ils se sentaient au con-
» traire plus forts qu'auparavant. Les bains domes-
» tiques, qui excitent rarement des sueurs aussi

» abondantes, affaiblissent toujours considéra-
» blement (1).

Mais si la sueur dépend exclusivement de l'absorption, pourra-t-on expliquer comment il se fait que tel individu qui ne prend que des bains de six ou sept minutes, transpire souvent avec plus de violence et plus long-temps que tel autre dont l'immersion dure quinze ou dix-huit minutes? comment les premiers bains excitent plus de sueur que les suivans, quoique moins longs? comment les bains tempérés font moins suer que les chauds? L'altération, la sécheresse interne que les malades éprouvent pendant leur traitement, la coloration de la peau, le resserrement du ventre, ne démontrent-ils pas que les fluides sont poussés du centre à la circonférence, et que la sueur est due à toute autre cause qu'à l'absorption? En outre, les malades suent pendant le bain; on ne peut en douter: donc ils absorbent peu; car il est démontré en physiologie que l'absorption est en raison inverse de l'exhalation.

Les bains du Mont-d'Or sont donc éminemment sudorifiques. Ce mode d'action est favorisé par l'élévation du lieu où on les prend : c'est par cette

____

(1) Mém. de l'Acad. royale des Sciences, ann. 1744 p. 165.

propriété qu'ils guérissent la majeure partie des maladies cutanées , les rhumatismes , et les affections qui dépendent de l'irrégularité de la transpiration, ou de la diminution de l'énergie vitale du tissu cutané.

« La peau, les reins et la surface pulmonaire, » sont , dit Bichat , dans une activité constamment inverse. » Les sécrétions pulmonaires doivent donc diminuer en raison de l'augmentation des sécrétions cutanées. De là , l'utilité des bains dans la disposition aux affections catarrhales et dans quelques espèces de phthisies , dans la muqueuse par exemple. Mais de ce qu'ils augmentent la circulation, de ce qu'ils précipitent la respiration , on peut conclure aussi qu'ils seraient nuisibles dans l'hémoptysie active. Par les mêmes raisons, on doit en interdire l'usage aux personnes atteintes d'anévrismes , ou sujettes aux palpitations ; à celles qui ont une disposition à la congestion cérébrale , et dans les maladies survenues à la suite de l'apoplexie. Dans ce dernier cas, on a souvent obtenu de bons effets des eaux prises seulement en douches et en boisson.

Les bains n'augmentent pas seulement les forces vitales des lymphatiques de la peau , mais encore de ceux de toute l'économie. Aussi voit-on quelques hydropisies céder à leur action : telles sont celles qui dépendent de l'inertie des absorbans qui s'ouvrent sur les grandes surfaces séreuses. J'ai vu trois malades atteints d'hydropisie ascite, guéris après cinq ou six bains. Aucun viscère n'était engorgé. Il serait dangereux de combattre par ces bains les hydropisies avec obstruction; le succès obtenu ne serait pas de longue durée, en supposant que l'on parvînt à évacuer le fluide épanché; et l'on aurait à craindre que le mouvement accéléré du sang n'augmentât la maladie et ne rendît douloureux des engorgemens indolens.

§. VIII.

Des Bains tempérés.

Les bains tempérés sont préparés en mêlant l'eau thermale, immédiatement après qu'elle a été mise dans les baignoires, avec de l'eau de rivière. Il serait à désirer que l'on conduisît dans les grands bains l'eau de Sainte-Marguerite : le gaz acide carbonique qu'elle contient la rend très-propre à la préparation des bains mitigés.

On gradue ces bains suivant les indications que l'on se propose de remplir ; leur température varie depuis 34 jusqu'à 41 degrés.

La profondeur et la durée de l'immersion sont proportionnées à la délicatesse du malade et à la chaleur de l'eau. En général, ces bains sont de trois quarts d'heure ou d'une heure.

Les bains tempérés conviennent aux personnes qui ont le système nerveux délicat et mobile, la fibre sèche ; à celles qui sont d'un tempérament bilieux et mélancolique.

On les administre également pour préparer quelques malades aux bains chauds. Avant de les faire passer dans ceux-ci, on augmente tous les jours la chaleur des bains tempérés, de manière que celui qui précède l'immersion dans les cuves soit à-peu-près à 42 degrés. Les bains à 34 degrés ne gênent la respiration que par la pression de l'eau ; ils n'augmentent pas sensiblement la vîtesse du pouls ; les malades s'y trouvent bien , et ne sont pas agités quand ils en sortent : à une plus haute température, ils accélèrent un peu la circulation et deviennent sudorifiques.

Ces bains stimulent légèrement le tissu cutané , le détergent , et font épanouir les différens ordres de vaisseaux qui le pénètrent. Par ce double effet, ils secondent parfaitement l'action sudorifique des eaux prises en boisson. On les ordonne également dans quelques circonstances , après la douche , quand on juge que le malade ne doit pas se baigner dans le Grand-Bain.

La peau y devient bien moins onctueuse que

dans le Grand-Bain , et dans celui-ci elle acquiert une souplesse plus durable que dans les autres.

On aperçoit , après le bain , un sédiment considérable au fond des baignoires ; il est composé de carbonates terreux , de silice et d'alumine.

En général les bains tempérés ne doivent être considérés que comme moyens auxiliaires ou préparatoires ; et les eaux du Mont-d'Or auraient bien peu de célébrité, si l'on n'y trouvait pas de secours plus efficaces.

§. IX.

Des douches.

Le diamètre des douches varie de 14 à 27 millimètres (6 à 12 lignes). Elles ont un mètre deux tiers (cinq pieds) de chute. Les dispositions du bâtiment du Grand-Bain ne permettent pas une plus grande élévation ; leur choc et leur effet démontrent, au surplus, qu'elle est suffisante. La colonne descend en cylindre ; si elle tombait de beaucoup plus haut , elle serait plus ou moins brisée , divisée par l'air , et ne frapperait plus qu'en arrosoir.

On expose à la douche toutes les parties du corps où l'on présume que son action peut être utile , excepté l'abdomen. On la dirige hardiment sur la tête. C'est à M. Peyronnet que l'on doit d'avoir rendu l'usage de la douche aussi fréquent qu'il l'est devenu au Mont-d'Or. Il l'a employée le premier sur la colonne vertébrale, dans quelques névroses des parties génitales, et dans la consomption ou le dépérissement qui suit la masturbation ou l'excès dans les plaisirs vénériens. Cette pratique a été suivie de nombreux succès ; on lui doit des guérisons aussi promptes qu'inespérées.

La durée de la douche varie suivant le volume d'eau qui frappe , suivant la nature de la maladie et la constitution du sujet. Elle est ordinairement d'un quart d'heure ou de vingt minutes , quand on ne la reçoit que sur un seul point ; on la donne plus long-temps s'il est nécessaire de doucher plusieurs parties. Je suis persuadé que , prise modérément , elle est plus efficace que quand elle est prolongée. Dans le premier cas , elle excite un ébranlement salutaire, fortifie les solides et augmente leur vitalité ; elle les froisse , les affaiblit dans le second , et détermine un point d'irritation suivi d'un afflux d'humeurs.

La douche colore fortement les parties de la peau sur lesquelles on la reçoit ; quelquefois même elle y produit des ecchymoses. Elle atténue les humeurs épaissies et en favorise la résorption.

On ne prend le bain qu'après la douche. Cet

usage présente deux avantages. Le corps se refroidirait, si, au sortir du bain, on restait exposé à l'air pendant la douche. En second lieu, comme les bains poussent beaucoup à la peau, il est tout naturel que, dans les cas d'épaississemens synoviaux, par exemple, on cherche à fluidifier les sucs qui les forment, avant d'exalter les fonctions de la peau et des lymphatiques.

On emploie la douche, à l'exclusion des bains, dans les paralysies qui surviennent après l'apoplexie. Alors on la dirige sur tous les points des parties affectées. On suit la même méthode lorsqu'il y a des dispositions à une congestion cérébrale.

CHAPITRE II.

De l'usage des eaux de la Magdelaine.

LES phthisies pulmonaires ont fait de tous les temps la célébrité des eaux du Mont-d'Or, dit M. de Brieude. Avant que Bordeu eût fait connaître les Eaux-bonnes, et qu'il eût rétabli la réputation de celles de Cauterets, les succès des eaux du Mont-d'Or dans cette maladie attiraient depuis long-temps un grand concours de malades de toutes les provinces voisines. Je pense que c'est la meilleure preuve de leurs vertus; car on n'a pas long-temps recours à un remède qui ne guérit point.

Ce que le savant auteur de la Topographie de la Haute-Auvergne écrivait en 1788, peut être répété aujourd'hui; et si l'on excepte ce qu'il a publié sur les eaux du Mont-d'Or, rien de ce qui pouvait les mettre en crédit n'a été entrepris. Le renom dont elles jouissent est l'ouvrage exclusif de leur efficacité. Les premiers temps de la médecine semblent encore exister pour elles : alors la tradition seule faisait connaître l'utilité d'un remède; c'est par la tradition bien plus que par les livres que ces eaux sont connues. Les malades qu'elles ont guéris ont encouragé d'autres malades à les aller prendre. Une suite de guérisons qui ne s'est point démentie, a fait placer ces eaux, à la longue, sur la liste des remèdes les plus actifs que nous offre la nature. L'éclat d'une cure brillante a retenti de la chaumière du pauvre dans le palais du riche; des affections communes les ont conduits à une source qui leur a procuré un soulagement commun : ainsi s'est étendue une réputation acquise sans brigues, fondée sur de nombreux bienfaits, et soutenue par de nouveaux succès.

§. Ier.

De la manière d'administrer les eaux de la Mag-
delaine et de leur action primitive et générale.

Les eaux sont prescrites d'abord à la dose de
deux ou trois verres tous les matins, de demi-
heure en demi-heure. On doit mettre un plus long
espace entre chaque verre, ou même s'abstenir
des suivans, si elles pèsent sur l'estomac.

La dose varie suivant l'âge du malade, sa susceptibilité, l'espèce et le degré de son affection : la
quantité en est augmentée insensiblement et portée
graduellement à quatre ou cinq verres, rarement
à six, à moins que les individus ne soient doués
d'une forte constitution, ou qu'ils n'aient la fibre
molle.

On prend les eaux pures ou mitigées, et immédiatement après qu'elles ont été reçues dans le
verre. Il faut, autant qu'il est possible, les boire à
l'endroit même où elles sourdent. Le moindre transport altère quelques-unes de leurs propriétés, leur
saveur sur-tout. On les coupe avec une petite quantité d'eau de chaux seconde, quand le gaz acide
carbonique qu'elles contiennent irrite la poitrine,
et qu'il augmente la toux.

On modère leur activité avec le lait, avec l'eau

de tilleul, l'eau de riz, une dissolution de gomme arabique, etc., suivant les cas. Quelle que soit la nature du liquide, rarement y entre-t-il pour un dixième ; une trop grande quantité les affaiblirait trop.

Quoique leur température soit supérieure à celle de l'économie, on ne s'aperçoit nullement de cette différence en les buvant.

Leur saveur est d'abord légèrement acidule, puis onctueuse, enfin un peu amère et astringente.

Les deux ou trois premiers jours, elles affaiblissent les jambes, portent un peu à la tête, accélèrent le pouls, déterminent alternativement des bouffées de chaleur et de sueur, occasionnent quelques nausées, diminuent l'appétit, provoquent le sommeil, et augmentent les fluxions dont les membranes muqueuses sont le siége. Ces effets sont moins sensibles pour le malade après le troisième ou le quatrième jour. Il est inutile de dire qu'ils sont plus ou moins marqués, et qu'ils présentent des variations suivant le tempérament, la constitution et l'état de chaque individu : ainsi quelques-uns n'éprouvent aucune modification apparente, et d'autres sont très-agités.

L'appétit, d'abord un peu diminué, augmente, à moins que les premières voies ne soient en mauvais état ; dans ce cas il survient du dégoût pour les alimens ; la langue se couvre d'un enduit épais et blanchâtre , la tête devient pesante , la digestion se fait mal, il y a des rapports uidoreux , les eaux fatiguent l'estomac , le malade ne les boit qu'avec répugnance. Il ne faut pas hésiter à évacuer, à moins qu'il n'y ait de grandes contre-indications ; si on le négligeait, les eaux aggraveraient la maladie ou ne produiraient aucun bon effet.

Du quatrième au septième jour, la plupart des malades se trouvent mieux : l'appétit se réveille ; le sommeil devient plus calme et les forces augmentent ; les excrétions, celles de la peau surtout, sont plus abondantes ; une douce moiteur se répand sur tout le corps. Les buveurs prennent avec plus de plaisir un remède qui a déjà réalisé en partie leurs espérances ; l'expectoration devient aussi plus abondante ; on observe qu'elle se fait avec plus de facilité ; les crachats se détachent presque spontanément ; la tonicité de tous les viscères, celle des poumons particulièrement , est accrue ; les selles sont plus rares ; il survient même de la constipation. Malgré cet état , la digestion se fait bien , et le ventre reste souple. Cette constipation n'est accompagnée ni de malaise ni d'embarras à la tête.

Si les urines deviennent plus abondantes, elles sont en même-temps sédimenteuses : dans ce cas la transpiration n'est pas notablement augmentée. J'ai déjà dit que ces excrétions sont en raison inverse. L'observation démontre que les eaux portent plus généralement à la peau qu'aux urines : on favorise ce mode d'action, en faisant prendre quelques bains tempérés.

J'ai vu, plusieurs fois, survenir un mouvement fébrile; des boutons plus ou moins nombreux, des plaques dartreuses, se manifester sur différens points de la surface du corps, pendant ou quelque temps après l'usage des eaux. J'ai vu aussi des dépôts critiques se former sous les aisselles. On sait depuis long-temps que ces eaux augmentent et rappellent le flux hémorroïdal, qu'elles avancent l'apparition et le retour des règles, et que des pertes sont survenues pour n'en avoir pas interrompu l'usage pendant le flux menstruel.

Souvent l'effet des eaux demeure pour ainsi dire en suspens pendant la durée du traitement, et se manifeste seulement quand on en a cessé l'usage. Ce fait est constaté tous les ans par des observations nombreuses. Il se fait dans l'économie un travail intestin qui se prolonge et qu'il importe de ne pas troubler; aussi doit-on s'abstenir de remèdes pendant un ou deux mois après avoir cessé l'usage des eaux.

Des changemens qu'elles opèrent, les uns peuvent être apperçus par tout le monde ; telles sont l'augmentation de quelques excrétions, l'expulsion de diverses humeurs sous forme de boutons, de dartres ou de dépôts, etc. : les autres au contraire ne sont sensibles que pour le médecin ; il les reconnaît au caractère de coction qui s'établit et se soutient dans les excrétions, et plus particulièrement dans celles de la transpiration, des urines et de l'expectoration.

§. II.

De la durée du traitement et des phénomènes qui l'accompagnent.

On prend les eaux pendant quinze, vingt ou vingt-cinq jours tout au plus. Il est des malades qui, après le douzième ou le seizième jour, ne les boivent qu'avec répugnance : ils éprouvent du malaise et de la chaleur, principalement à la poitrine; la respiration devient difficile et douloureuse; l'expectoration se supprime quelquefois; ils sont agités ; l'appétit diminue et les forces languissent. Alors il faut faire cesser le traitement. Ces accidens se dissipent ordinairement deux ou trois jours après ; il est prudent néanmoins de ne pas attendre cet avertissement.

Si l'on boit les eaux à trop haute dose, elles

aggravent rapidement l'état des malades : j'en ai vu qui, après le quatrième ou le cinquième jour, ressentaient des ardeurs d'entrailles, un spasme, une chaleur intolérable à la poitrine, pour avoir pris les eaux à la dose de huit ou neuf verres chaque matin ; la peau était sèche et brûlante au toucher, les yeux scintillans, le pouls vif, dur et concentré, et toutes les évacuations supprimées ou au moins très-diminuées. Les bains, les fomentations, les lavemens, les boissons émollientes, faisaient cesser cet éréthisme général : il peut avoir des suites fâcheuses ; M. Peyronnet m'a dit avoir observé deux hémoptysies qui en étaient évidemment l'effet.

Lorsque les accidens qui résultent de l'usage immodéré des eaux, se manifestent chez un individu dont la poitrine est faible ou malade, j'ai observé que, de tous les viscères, le poumon est celui qui en est le plus notablement affecté. Les eaux auraient-elles la propriété d'agir sur lui comme les cantharides sur la vessie, comme les vomitifs sur l'estomac ? Ces effets plus marqués dépendraient-ils de ce que les principes constituans des eaux, ayant passé dans le torrent de la circulation, sont portés plus abondamment sur le poumon, puisque sa circulation capillaire lui donne, dans la distribution du sang, une grande supériorité relativement celle des autres parties de l'économie ? Ce sont des questions à décider. On peut néanmoins, sans s'arrêter à leur examen , concevoir la cause de ce phénomène. Le poumon ne peut être altéré sans que la sensibilité de cet organe ne s'exalte ; toute cause qui , dans cet état pathologique , accroîtra la tonicité générale, agira d'une manière particulière sur ce viscère. L'augmentation de tonicité qui ne produira aucun effet sensible sur les autres parties de l'économie , rendra les poumons douloureux.

N'arrive-t-il pas ici ce qu'on remarque dans une inflammation chronique partielle , dans celle de la conjonctive par exemple ? Que la fièvre s'allume ; cette partie devient douloureuse ; ce qui n'aurait pas lieu sans l'affection préexistante.

Sur la fin du traitement , il convient de diminuer graduellement la dose des eaux , afin que l'estomac ne soit pas privé brusquement de cet auxiliaire.

Si l'on juge convenable de faire prendre les eaux pendant une seconde saison , il faut au moins mettre un mois et demi d'intervalle ; et comme la température du Mont-d'Or ne permet pas aux malades d'y venir en automne , je leur conseille de les boire transportées. On compense un peu , par l'augmentation de la dose et par la durée du traitement , ce qu'elles perdent par le transport.

Je pense que, dans ce cas, il vaut mieux les prendre lorsque le temps est pluvieux, que quand il est sec et froid. Dans la première circonstance, les remèdes qui augmentent le ressort de la peau et l'énergie des viscères, sont bien plus nécessaires que dans la seconde.

§. III.

Régime.

Les malades doivent s'abstenir, pendant qu'ils prennent les eaux, de liqueurs, de vins trop généreux, et de viandes salées ou trop assaisonnées : le café ne doit pas être entièrement interdit aux personnes qui en ont contracté l'habitude depuis long-temps. On ne doit manger ni viandes ni crudités le soir; les eaux passent mieux quand l'estomac est dans un état de vacuité.

La santé s'altère par l'intempérance : pour la rétablir, la sobriété est donc indispensable ; et rien ne la seconde mieux que la continence. Pendant qu'on boit les eaux ou qu'on prend les bains, il faut savoir se priver de boissons froides ou trop rafraîchissantes ; il est d'autant plus essentiel de se conformer à cet avis, que les chaleurs de l'été disposent davantage à s'en écarter.

D'après ce que je viens de dire, on peut conclure

que les eaux du Mont-d'Or sont toniques ; qu'elles augmentent la circulation , l'expectoration et l'exhalation , la cutanée sur-tout ; qu'elles ont plus de tendance à passer par les sueurs que par les urines; qu'elles poussent les fluides du centre à la périphérie ; qu'elles sont emménagogues , et qu'enfin il est dangereux de les prendre à trop haute dose, ou de les continuer trop long-temps. L'observation vient à l'appui de ces différentes propositions.

Je viens de parler des effets généraux et sensibles des eaux sur l'économie ; mais combien de différences dans ces effets résultent de l'état des malades , de celui des viscères particulièrement , et du trouble, plus ou moins grand, introduit dans les sécrétions et l'exhalation. Examinons maintenant comment elles agissent lorsque quelques-unes de ces fonctions sont dérangées. Je crois qu'en suivant cette marche, il est moins difficile d'établir le degré de confiance qu'on doit leur accorder dans le traitement de plusieurs affections , et particulièrement dans celui de la phthisie.

§. IV.

Des effets des eaux sur la transpiration cutanée.

Personne ne conteste qu'un grand nombre de maladies ne tirent leur origine de la diminution ou de la suppression de la transpiration. On convient également que ce n'est qu'en rétablissant cette fonction, que l'on parvient à guérir les affections que son dérangement produit. On sait que si la matière de la transpiration reflue sur le poumon, elle peut, à la longue, développer la phthisie ; il est démontré que, quelle que soit la cause première de cette maladie, les fonctions de la peau s'altèrent, et que le trouble de ces fonctions est d'autant plus grand, que la sensibilité pulmonaire est plus exaltée. Le rétablissement de la transpiration est donc presque toujours une indication que l'on a à remplir dans le traitement de la phthisie commençante. Deux causes concourent à ce rétablissement au Mont-d'Or ; l'usage des eaux, qui sont éminemment sudorifiques, et la pression de l'atmosphère, qui est moins forte dans cet endroit, ce qui favorise les gazéifications. Toutes choses égales d'ailleurs, on perd d'autant plus par la transpiration insensible, que l'endroit où l'on se trouve est plus élevé. On transpire davantage sur les montagnes que dans la plaine. Les habitans des montagnes contractent, par une longue habitation dans la plaine, des maladies dont quelques-unes tiennent à la diminutiou de transpiration, et dont ils guérissent en reutrant dans leurs foyers. Les eaux du Mont-d'Or, et la pression de l'air diminuée, tendent donc simultanément à rétablir les fonctions de la peau.

Mais le dérangement de ces fonctions n'est pas caractérisé exclusivement par la sécheresse ou par l'aridité du tissu cutané : ainsi on observe dans la phthisie qui a déjà fait des progrès, que la peau est flasque et molle, et le plus souvent couverte de sueurs visqueuses plus ou moins abondantes.

Ces sueurs sont partielles ou générales, et quelquefois colliquatives.

Les partielles ne se voient que sur le tronc ; elles découlent en gouttelettes autour du cou, sur les bras et sur le sternum.

Les générales occupent toute l'habitude du corps.

Les sueurs colliquatives se manifestent principalement la nuit, pendant et après le sommeil. Elles répandent une odeur fade et désagréable, souvent fétide ; elles sont gluantes et visqueuses au toucher, et jettent le malade dans un grand affaiblissement.

On reconnaît que les eaux réussissent, quand les sueurs partielles sont converties en une douce moiteur répandue sur tout le corps ; quand les sueurs générales diminuent, et qu'en même-temps la peau prend plus de consistance et acquiert du ressort ; quand les sueurs colliquatives perdent leur odeur et les propriétés physiques qui les caractérisent ; quand enfin les forces du malade ne vont plus en décroissant, ou mieux encore lorsqu'elles augmentent.

Il arrive quelquefois que les sueurs colliquatives sont totalement supprimées. Elles sont remplacées par une diarrhée muqueuse et séreuse, fétide et très-abondante, ou bien le poumon est menacé de congestion.

Dans d'autres cas, au contraire, ces sueurs augmentent prodigieusement, ou celles qui n'étaient pas encore colliquatives, prennent ce caractère.

Soit que l'un ou l'autre de ces accidens survienne, il faut interdire les eaux. Elles sont alors évidemment nuisibles et feraient promptement succomber le malade.

J'ai obtenu de bons effets du quina pris intérieurement, et des sinapismes appliqués aux bras, dans un cas de congestion pulmonaire.

On ne saurait être trop circonspect lorsqu'on permet les eaux à un malade qui a des sueurs colliquatives ; ces sueurs dénotent presque toujours des lésions irrémédiables, lésions que les eaux peuvent aggraver.

§. V.

Effets des eaux sur l'expectoration.

L'expectoration présente des variétés sans nombre dans la phthisie. Dans quelques espèces , la nerveuse par exemple , la sensibilité de la membrane du poumon est quelquefois si exaltée, que sa sécrétion est comme supprimée : très-considérable dans d'autres , cette sécrétion est muqueuse ou puriforme, ou muqueuse et puriforme tout à-la-fois ; alors le pus est toujours en plus grande quantité dans les crachats du matin. Quelles différences encore dans la couleur, la consistance, la saveur et l'odeur des crachats ! Ils sont d'un blanc mat, ou verdâtres, ou grisâtres, ou colorés par le sang : les uns sont teints uniformément ; les autres ne présentent qu'une tache rouge circonscrite, ou des stries qui paraissent sur leur surface comme des lignes d'un rouge vif. Tantôt ils sont insipides, ou bien ils ont un goût de sang, ou une saveur douce; ils n'ont pas d'odeur, ou elle est aigre et quelquefois d'une fétidité repoussante; il en est qui ne présentent pas de cohésion, qui se divisent et se séparent en fragmens en tombant sur le sol ou dans le vase, tandis que d'autres sont arrondis et bien liés , ou formés de petits globules adhérant entre eux par une humeur visqueuse ; enfin ils sont parfois engagés et suspendus dans une masse glaireuse.

Ce n'est pas seulement dans le cours de la maladie que l'on remarque ces nuances, ces variations; elles se présentent souvent dans la même journée.

Un mouvement fébrile un peu plus fort, le moindre écart dans le régime , etc. , suffisent pour modifier la nature et la quantité de l'expectoration: ainsi les sucs visqueux, gluans et transparens qui enveloppent ordinairement les crachats muqueux et purulens, disparaissent à la suite d'une nuit ora - geuse , et ne tardent pas à se reproduire si le malade éprouve un peu de calme. L'expectoration des mucosités ou du pus est plus abondante , quand elle n'est pas accompagnée de ces viscosités ; elle est moindre quand elles existent. J'ai toujours vu que ces deux excrétions sont en quantité inverse. Quand les eaux exaltent trop la sensibilité du poumon, l'expectoration se supprime ; alors on doit en suspendre l'usage , ou au moins en diminuer la dose : sans cette précaution , il surviendrait beaucoup d'oppression , et bientôt les sueurs , les selles ou les crachats prendraient un caractère colliquatif.

J'ai dit que les eaux rendent l'expectoration plus abondante pendant les premiers jours , et qu'ensuite elles augmentent la transpiration ; qu'elles sont toniques pour tous les viscères , pour le poumon particulièrement : j'ai établi qu'il existe des relations presque immédiates entre les fonctions de la peau et celles de la muqueuse pulmonaire. Il suit de là que les forces du poumon se rétablissent, lorsque la peau, reprenant son mode d'action, transmet au dehors des substances qui précédemment se portaient sur lui. Ce viscère est donc ramené d'autant plus facilement à son état de forces, que la dérivation des fluides qui y étaient appelés, est plus complète : or, les eaux produisent cet effet dans quelques circonstances ; dans la phthisie muqueuse, par exemple, dans celle qui provient d'une ancienne disposition aux affections catarrhales, de la répercussion de la transpiration, des dartres ou autres maladies cutanées.

Mais des crachats puriformes en tout ou en partie, dénotent une affection plus ancienne, une longue habitude aux fluxions, et non-seulement une grande débilité relative, mais encore des lésions graves dans le viscère malade.

On ne peut se dissimuler que cet état n'atténue singulièrement l'espoir que l'on peut fonder sur les eaux ; il ne doit cependant pas empêcher d'y avoir recours, à moins que d'autres symptômes n'indiquent un grand dépérissement. Il est constant que quelques phthisiques ont été guéris au Mont-d'Or, quoique déjà l'expectoration fût purulente.

L'administration des eaux n'est pas alors sans danger. Le traitement doit être beaucoup plus long, parce qu'il faut les donner en petite quantité dans le commencement, pour accoutumer les organes à leur action. Je les fais essayer à un verre et demi, dans l'espace d'une heure, tous les matins ; j'augmente insensiblement cette dose, que je porte à trois verres au huitième ou au neuvième jour. Je ne crains pas, en suivant cette marche, que l'expectoration se supprime tout à coup, et qu'elle devienne colliquative, ou que le poumon, trop excité d'abord, tombe ensuite dans l'affaissement.

On doit bien augurer des eaux, quand les crachats se détachent plus facilement, et que leur quantité diminue, sans que les sueurs ou les selles deviennent colliquatives ; quand en mêmet-emps ils reviennent peu à peu à leur état naturel, qu'ils n'ont plus d'odeur, et que le malade reprend des forces. Si, au contraire, l'expectoration est très-abondante et que la fièvre ou la faiblesse augmente, il faut diminuer la dose des eaux, les suspendre, ou même renoncer à leur emploi, suivant qu'il est démontré qu'elles ont eu plus ou moins de part à l'accroissement ou à l'exaspération des symptômes.

§. VI.

Effets des eaux sur les selles.

Les selles sont rares dans la première période de la phthisie, et alternativement rares et fréquentes à une époque plus avancée. On peut dire que, dans le cours de la maladie, leur quantité est en raison inverse de celle de l'expectoration et de la transpiration. Ces trois évacuations sont, parfois, également abondantes à la troisième période, ou quand la consomption est avancée.

Les eaux diminuent le plus souvent les évacuations alvines, et produisent même la constipation : on y rémedie en donnant de loin en loin des lavemens. En général, la constipation n'est pas à redouter.

Il arrive quelquefois que les eaux donnent le dévoiement. S'il est muqueux ou séreux, si les selles ne sont pas trop rapprochées, si leur odeur n'est pas infecte, si elles n'affaiblissent pas, si, sur-tout, la toux et les crachats diminuent, on doit le regarder comme critique et ne rien faire qui puisse l'arrêter.

Les eaux déterminent des crises salutaires par différentes voies ; pourquoi des crises de même nature ne se feraient-elles pas par les intestins ?

On sait quelle sympathie existe entre toutes les membranes muqueuses. On a vu des affections catarrhales se porter successivement sur la membrane qui revêt les fosses nasales, sur celle qui tapisse le poumon, et passer ensuite sur les intestins. En produisant un flux intestinal modéré, les eaux font donc tout ce que l'art pourrait faire de mieux. Le point d'irritation qu'elles établissent sur le canal intestinal, contribue éminemment à débarrasser le poumon.

Si pourtant les déjections sont trop copieuses, si elles durent plusieurs jours ou si elles sont accompagnées de douleurs, on diminue ou l'on suspend les eaux, et on donne des boissons mucilagineuses pour modérer l'excitation de la sensibilité intestinale.

Mais il est une autre espèce de diarrhée qui peut survenir dans le cours du traitement, sur-tout si la phthisie est déjà avancée, et qu'il est essentiel de distinguer de celle qui est critique : je veux parler de la diarrhée colliquative. On la reconnaît à l'odeur insupportable et fétide des selles : il en est de jaunes, de grisâtres, de noirâtres ; on y remarque des glaires, des mucosités et des stries qui ont un aspect purulent. Cette diarrhée n'est pas d'abord fort abondante. La diarrhée critique persiste sans interruption pendant plusieurs jours. La colliquative présente des intermittences marquées par des selles bien liées. A mesure qu'elle reparaît, elle affaiblit de plus en plus le malade : tantôt elle succède à des sueurs ou à des crachats colliquatifs ; quelquefois, dans les derniers temps de la maladie sur-tout, elle existe en même-temps que ces évacuations.

Il est rare que les pieds ne soient pas œdématiés pendant que les selles sont colliquatives, quelques jours même avant qu'elles prennent ce caractère. J'ai vu deux fois l'œdématie de la cuisse et de la jambe du même côté, précéder et accompagner la diarrhée colliquative.

Lorsque ce symptôme se manifeste, on ne doit pas hésiter à faire quitter les eaux ; elles abrégeraient rapidement les jours du malade. Mais il importe beaucoup de bien connaître les différences qui existent entre les selles critiques et les colliquatives ; sans cela on pourrait renvoyer du Montd'Or des phthisiques qui auraient trouvé leur guérison dans l'usage plus prolongé des eaux.

Nous avons vu que les sueurs, l'expectoration et les selles deviennent simultanément ou séparément colliquatives lorsque la maladie est avancée, et que cette colliquation est quelquefois déterminée par les eaux. Le malade est bien près de sa fin lorsque ces trois excrétions sont colliquatives. Il reste encore quelque espoir lorsque l'une d'elles seulement présente ce caractère. La fonte la plus redoutable est celle qui s'opère par les selles : elle annonce un affaissement des viscères presque toujours irrémédiable. Avec du repos, du quinquina, des frictions, des rubéfians, etc., judicieusement employés et variés, on peut remettre les phthisiques menacés ou atteints de sueurs ou de crachats colliquatifs, en état de reprendre les eaux. Long-temps avant moi, MM. Brieude et Peyronnet avaient observé que si la diarrhée colliquative s'arrête, soit spontanément, soit par l'emploi des toniques puissans, elle reparaît dès que le malade se remet à l'usage des eaux.

Dans le traitement de la phthisie par les eaux du Mont-d'Or, le médecin doit donc examiner attentivement les variations que présentent les sécrétions et l'exhalation. Il doit augmenter, diminuer ou suspendre les eaux ; en augmenter la dose si l'équilibre paraît se rétablir entre les sécrétions ; la diminuer si l'une d'elles, prévalant sur les autres, ne présente pas des caractères critiques ; les suspendre ou même les interdire tout-à-fait, si une ou plusieurs excrétions deviennent colliquatives.

L'état du pouls, des forces, du sommeil et des évacuations, lui servira de boussole. Il ne doit pas toujours juger de la situation du malade d'après ses réponses ; il n'est pas rare de trouver la plus grande contradiction entre son état et les données qu'il fournit quand on l'interroge. Les sueurs, l'expectoration, le dévoiement colliquatifs, il les prend pour des évacuations favorables. Il ne faut pas perdre de vue que la majeure partie des phthisiques meurent en faisant des projets ; on serait donc très-souvent induit en erreur, si l'on puisait dans leurs réponses, et non dans l'observation la plus scrupuleuse, des documens sur les effets des eaux.

QUATRIÈME PARTIE.

Observations sur diverses maladies traitées au Mont-d'Or.

L'ANALYSE chimique d'une source quelconque nous donne des notions précises sur le plus ou moins grand degré de pureté de ses eaux, et nous apprend s'il faut les classer parmi celles qui sont potables, ou si les principes qu'elles contiennent peuvent en rendre l'usage dangereux. Différentes substances délétères, le cuivre et la barite sur-tout, se trouvent quelquefois dans des eaux fraîches, belles et limpides. Les procédés chimiques à l'aide desquels on peut démasquer ces poisons, ou reconnaître des eaux malfaisantes, sont d'une simplicité qui les met presque à la portée de tout le monde, d'une grande précision et d'une promptitude surprenante. C'est dans les applications de la médecine à des objets de salubrité publique, dans les campemens et dans les voyages lointains, que l'on apprécie toute l'importance d'un si grand service rendu par la chimie.

L'analyse d'une eau minérale conduit aussi à juger, par analogie, de ses propriétés médicinales. Ces premières données acquièrent bien plus de poids, si l'on reconnaît que l'action générale de cette eau sur l'économie vient à leur appui : mais, lorsqu'il s'agit de spécifier les maladies dans lesquelles son usage convient, et celles où il doit être interdit ; lorsque, descendant à des détails du plus grand intérêt, il faut déterminer les exclusions résultant de l'âge, du sexe et du tempérament des malades, des complications et de l'état plus ou moins avancé de la maladie ; on avouera que c'est à l'observation seule qu'il appartient de prononcer.

Rejetant tout raisonnement qui ne serait fondé que sur la théorie, le médecin qui administre des eaux thermales, examine sur quels systèmes elles paraissent agir d'une manière plus sensible ; remarque les changemens qu'elles opèrent dans la direction et la somme des forces vitales, dans la quantité et la qualité des excrétions ; cherche à favoriser, à exciter des crises par leur emploi ; observe les modifications que ces crises apportent dans l'économie, pour les augmenter si elles paraissent incomplètes, les modérer si elles se font trop brusquement ou qu'elles affaiblissent les ma-

lades. Les faits qu'il recueille, il les rapproche,
les coordonne, les compare et en tire des inductions : ces faits sont autant de jalons plantés sur
la route difficile qu'il parcourt : par ce qu'il a déjà
vu et remarqué, il juge plus sainement de ce qui
lui reste à faire. C'est ainsi qu'il se crée une doctrine des effets de ces eaux, ou qu'il rectifie celle
dont quelques points auraient été vaguement déterminés. Dans de pareilles recherches, sa marche
est nécessairement assujettie aux lenteurs de l'observation médicale : l'analyse chimique serait un
guide peu sûr et souvent infidèle; quand elle lui
a appris qu'une eau n'est point nuisible, elle n'a
plus rien de bien essentiel à lui révéler.

CHAPITRE PREMIER.

Considérations sur la phthisie pulmonaire.

FAUT-IL, avec des auteurs très-recommandables,
ne donner le nom de phthisie pulmonaire qu'à
cette affection du poumon qui est accompagnée
d'émaciation, de fièvre hectique, de sueurs nocturnes et colliquatives, de crachats sanguinolens
et purulens, et enfin de cet ensemble de symp-

tômes qui annoncent presque toujours une destruction inévitable et souvent prochaine ? Si cet
état constitue exclusivement la phthisie pulmonaire, il ne doit pas paraître étonnant aux hommes
de l'art, que le registre où sont inscrites les observations faites sur les malades arrivés à ce degré de
dépérissement, soit à peu près un registre funéraire.
La médecine conserve ; mais il faudrait la puis-
sance créatrice de la nature pour réparer de pareils
désordres.

Peut-on comprendre sous la même dénomination, des maladies du poumon, peu graves en
apparence, dont la marche lente et insidieuse ins-
pire à peine la plus légère inquiétude aux personnes qu'elles atteignent, mais qui sont de nature
à porter un trouble profond dans l'économie et à
développer la consomption pulmonaire ? Alors le
cercle s'agrandit ; le pouvoir de la médecine peut
être opposé, souvent avec un juste espoir de succès,
à la désorganisation qui ne fait que commencer.

C'est aux nosologistes qu'il appartient de décider
ces questions ; mais, comme il importe de fixer le
sens que l'on attache aux mots, lorsque leur accep-
tion n'est pas exactement déterminée, j'avertis que
je prends la dénomination de *phthisie pulmonaire*
dans sa plus grande latitude. Je donnerai ce nom
à cet ensemble d'altérations nombreuses, succés-

sives ou simultanées, et plus ou moins lentes, qui résultent d'un état pathologique du poumon, précèdent les désordres que je viens d'exposer, et y conduisent infailliblement, à moins que l'on ne parvienne à détruire la cause de la maladie.

Peu d'eaux minérales offrent un aussi grand concours de phthisiques que celles du Mont-d'Or. Je cherche à établir quel degré de confiance elles méritent dans la curation de cette maladie.

Si la phthisie présentait constamment la même série de phénomènes, si une seule cause la produisait, si sa marche ne variait point, si, en un mot, on pouvait la regarder comme une affection simple et toujours semblable à elle-même, il serait moins difficile d'atteindre le but que je me propose ; il suffirait de dire que ces eaux guérissent la phthisie pulmonaire : tout le monde s'entendrait ; et si l'on disputait, ce ne pourrait être que sur le fait.

Mais avancer une proposition aussi affirmative dans un sujet de recherches aussi compliqué ; présenter ces eaux comme un spécifique contre une maladie dont la guérison, toujours très-difficile, est souvent au-dessus des efforts de l'art, que des causes si diverses et si nombreuses peuvent produire, qui s'annonce avec des symptômes plus ou moins graves, et qui présente de grandes différences , suivant l'âge , le sexe , la constitution , le genre de vie et la profession des malades , suivant les affections qui peuvent la compliquer et l'aggraver , et suivant qu'elle est plus ou moins avancée, ce serait tout à la fois s'écarter du but proposé, et donner comme positif et constant un fait qui admet de nombreuses exceptions.

Pour déterminer ces exceptions , je suis donc naturellement conduit à entrer dans quelques détails sur les prédispositions , les causes occasionnelles, la nature, les symptômes, les espèces et les différentes périodes de la phthisie.

Le poumon est le siége de la phthisie pulmonaire , comme l'indique le nom de la maladie : dans ce viscère s'effectuent les premières altérations; et celles qui frappent ensuite le reste de l'économie, ne doivent être regardées que comme des conséquences nécessaires de son état pathologique. Pour pressentir toute la gravité de ces altérations , il suffit de se rappeler les nombreuses sympathies du poumon et le rôle important qu'il joue dans la respiration et la circulation. Deux fonctions aussi importantes ne peuvent être longtemps troublées, sans que les autres ne participent à leur dérangement. La nutrition paraît être celle qui se ressent le plus prochainement de cette influence morbifique , et l'amaigrissement et la faiblesse annoncent qu'il n'est plus une partie de l'économie qui ne soit plus ou moins affectée.

Tous les observateurs s'accordent à regarder comme des prédispositions à la phthisie une figure haute en couleur, la blancheur de la peau, l'élongation du cou, une stature grêle, le resserrement ou la mauvaise conformation du thorax, la saillie très-prononcée des épaules, etc. Si à cet extérieur se joignent une voix faible et qui se voile facilement, une disposition à s'enrhumer par les plus légères variations atmosphériques, une sécrétion habituelle et copieuse de crachats muqueux, l'essoufflement ou l'oppression après un exercice modéré, il y a plus de craintes à concevoir; le danger est imminent, et l'individu ainsi conformé et affecté ne saurait prendre trop de précautions, sur-tout s'il doit le jour à des parens phthisiques.

Les causes de la phthisie sont nombreuses et souvent obscures. Elle peut prendre son origine dans la substance même du poumon, et se développer spontanément dans un ou dans plusieurs de ses tissus, soit que le mode de sensibilité de ce viscère soit altéré, soit encore, comme on ne saurait le révoquer en doute, s'il se trouve si malheureusement organisé, qu'à une certaine époque de la vie, la phthisie soit un accident nécessaire de cette organisation : et si ce vice primitif d'organisation ne tombe pas tellement sous nos sens, qu'on puisse bien le reconnaître, au moins peut-il être démontré par l'analogie et par l'observation. Ainsi le rachitis, les scrofules, etc. , ne se déclarent quelquefois qu'après la puberté; ainsi des familles entières, des générations successives sont emportées à peu près au même âge par la phthisie. Le fait est incontestable ; le pourquoi et le comment sont encore à expliquer.

Une maladie différente de la phthisie peut l'entraîner à sa suite, si le poumon a été son siége, et si elle a profondément altéré l'un ou plusieurs de ses tissus.... Péripneumonie, catarrhe, etc.

Elle peut être due à une affection primitivement étrangère au poumon, ou dont l'influence ne se faisait pas sentir d'une manière plus particulière sur ce viscère, mais qui, en raison de la débilité dont elle l'a frappé, ou des modifications qu'elle lui a imprimées, l'a disposé immédiatement à la phthisie.... Fièvre adynamique, ataxique, muqueuse, etc.

Enfin, il n'est que trop ordinaire de voir la phthisie se manifester à la suite de la répercussion d'une éruption ou d'une maladie cutanée; de la goutte, du rhumatisme, de la suppression ou diminution d'un exutoire, des règles, des hémorroïdes, etc.

Quel médecin n'a pas observé ces balancemens, je dirais presque ces incertitudes d'humeurs, suivis tantôt de la diarrhée, tantôt d'un catarrhe pulmonaire, et qui, après plusieurs jours d'oscillations, se fixent sur les viscères frappés d'une faiblesse relative, ou sur ceux dont une altération morbifique exalte la sensibilité?

Dans l'énumération des causes de la phthisie, on ne doit pas omettre l'action réitérée et plus ou moins prolongée de l'air froid sur la peau. On sait quels rapports de fonctions existent entre le derme et la membrane muqueuse du poumon. Les sécrétions de celle-ci sont d'autant plus abondantes que l'exhalation cutanée est plus diminuée: de là, les catarrhes produits par le froid; or, leur fréquence, en affaiblissant le poumon, dispose à la phthisie. C'est dans ces circonstances qu'il convient de recourir aux moyens capables de rappeler l'énergie du système cutané. Les bains qui relâchent la peau et épanouissent ses exhalans, les tissus de laine qui l'agacent et l'irritent légèrement, un séjour prolongé dans les pays élevés où les gazéifications se font d'autant mieux que la pression de l'air est moins forte, sont en général très-avantageux.

Dans le début de la phthisie, tous les tissus du poumon ne sont pas affectés; elle n'exerce au commencement ses ravages que sur un seul. Il se peut néanmoins que plusieurs soient atteints simultanément : ainsi, la membrane des bronches peut être le siége d'un catarrhe chronique, pendant que les glandes bronchiques sont obstruées, pendant qu'une diathèse humorale quelconque exerce son action sur un autre tissu de ce viscère. La guérison est, toutes choses égales d'ailleurs, d'autant plus difficile, que plusieurs tissus sont primitivement lésés, ou, en d'autres termes, que les affections pathologiques du poumon sont plus nombreuses.

C'est sur la nature du tissu primitivement altéré, que quelques auteurs ont fondé la division de cette maladie en phthisie muqueuse, nerveuse, pléthorique et glanduleuse. Si, dans le principe, cette division présente de l'exactitude, par la suite il devient difficile, pour ne pas dire impossible, même à l'aide de l'autopsie, de prononcer quel tissu a été primitivement affecté. A une époque avancée, tous sont altérés, quelle que soit l'espèce de la phthisie. Ils tendent d'un pas égal à la destruction, sans qu'il soit possible de savoir, autrement que par le récit des symptômes primitifs, quel a été le siége de la première altération.

La marche de la phthisie est ordinairement lente,

et ses progrès sont presque insensibles. M. Portal et d'autres médecins ont néanmoins observé des phthisies dont les effets étaient tellement rapides, qu'ils leur ont donné le nom de phthisie aiguë. Cette dénomination n'est que relative; on ne peut la prendre dans un sens absolu. Ainsi, la phthisie dont parlent ces auteurs est aiguë, si on la compare à la phthisie muqueuse, et celle-ci pourrait passer pour aiguë, si on la comparait à la tuberculeuse, qui souvent se prolonge au-delà de huit ou neuf ans. La nature du tissu introduit donc de grandes différences dans la durée de cette affection, suivant qu'il est susceptible d'une altération plus ou moins prompte.

Une maladie qui s'étend quelquefois au-delà de deux ou trois ans, doit imprimer à l'économie une série de modifications que peut saisir et classer l'observateur; imperceptibles d'abord, elles deviennent d'autant plus saillantes que le mal fait plus de progrès. Les symptômes qui l'accompagnent ne se présentent pas tous à-la-fois; il en est qui sont les avant-coureurs des autres; leur intensité varie également suivant l'ancienneté de la maladie. Cette différence influe sur le choix des moyens curatifs. Les trois périodes admises dans la marche de la phthisie ne sont donc pas purement arbitraires, comme quelques auteurs l'ont avancé. En suivant pas à pas cette marche, on voit bien qu'il existe une telle gradation dans la succession des phénomènes morbifiques, que les derniers doivent être regardés comme des résultats de ceux qui les ont précédés, et qu'ainsi ils sont intimement liés; mais on voit aussi qu'il est possible d'établir des points de démarcation entre ceux de ces phénomènes qui jouent le rôle principal. Personne n'ignore que les remèdes indiqués au commencement de la phthisie pléthorique, ne conviennent plus dans son état avancé. Les vomitifs peuvent faire avorter la phthisie muqueuse à son début, et seraient très-nuisibles à une autre époque.

S'il est démontré que la phthisie est susceptible, quant à la série des symptômes qui l'accompagnent, d'être divisée en trois périodes, et si, dans chacune de ces périodes, on doit le plus souvent employer un traitement différent, il faut déterminer quels sont les caractères à l'aide desquels on peut les distinguer.

Dans la première, on observe en général des aberrations de la sensibilité; le malade éprouve un malaise dans toute l'habitude du corps, malaise qui disparaît momentanément, et se fait sentir avec plus d'intensité, lors des grandes variations atmosphériques; il ressent, sur-tout après les repas, une chaleur incommode à la plante des pieds et à la paume des mains ; il cherche à mettre ces surfaces en contact avec des corps moins chauds. La voix s'altère ; tantôt elle est dure ou rauque, tantôt elle s'affaiblit ou même s'éteint tout-à-fait. Il tousse habituellement ; la toux est plus ou moins sèche, et quelquefois suivie de crachats sanguinolens ; la peau est aride. Quelques accès fébriles se manifestent à des intervalles plus ou moins éloignés ; souvent les urines se troublent et deviennent sédimenteuses peu de temps après leur émission ; des douleurs vagues, parfois gravatives, se font sentir au pourtour de la poitrine ; une chaleur insolite se développe dans l'intérieur du viscère affecté. Le malade est plus irascible.

Aucun de ces phénomènes, examinés isolément, ne constitue la phthisie commençante. C'est sur leur ensemble que l'on peut prononcer que la maladie existe ; peut-être plus encore sur le *facies*, le port du malade, sur les modifications de ses forces, de ses appétits, de ses formes, etc., modifications que je ne saurais ni décrire ni analyser, mais qui n'échappent point aux yeux du praticien. Ces modifications, et les lésions dont elles ne sont que la suite, deviennent plus marquées dans la seconde période ; et si, dans le principe de la maladie, on avait pu penser que l'état

du malade ne tînt qu'à une succession accidentelle d'indispositions passagères et sans relation,
alors il n'est plus permis de douter de la connexion qui existe entre elles, et qu'il ne faille les
rapporter à une seule et même cause.

C'est dans la seconde période que l'on aperçoit
manifestement l'augmentation des symptômes déjà
rapportés. L'ardeur du poumon, résultat de l'exaltation des forces de ce viscère, est plus grande;
la toux, plus ou moins fréquente, amène des
crachats muqueux, ordinairement puriformes le
matin, et souvent sillonnés de stries sanguinolentes; il n'est pas rare qu'elle provoque le vomissement après le repas (1). Le malade est triste
et mélancolique; il éprouve du resserrement et
des oppressions à la poitrine; il est essoufflé à la
suite d'un léger exercice; une douleur lancinante
se fait quelquefois sentir entre les deux épaules,
ou sous l'une ou l'autre omoplate; les forces sont
abattues; le système musculaire est flasque, les
fesses sont pendantes, l'amaigrissement fait des
progrès; les tendons, les tubérosités osseuses deviennent saillans; les yeux s'enfoncent dans leurs
orbites, les joues se creusent, les pommettes sont

––––––––––––––––

(1) Morton a remarqué que le vomissement après le repas
est un signe constant de phthisie.

protubérantes, et se couvrent d'une rougeur circonscrite pendant les redoublemens de la fièvre
qui mine insensiblement le phthisique. Chacun
de ces redoublemens est suivi d'une sueur grasse,
ordinairement plus abondante autour du cou, sur
le sternum et sur l'épigastre, quelquefois même
bornée à ces parties. Le pouls est généralement
faible, vif et petit.

La fièvre hectique, le trouble de la majeure
partie des fonctions, le défaut d'assimilation des
substances nutritives, et la tendance à la dissolution
des molécules de l'économie, augmentent encore
dans la troisième période de la phthisie. Les membranes muqueuses sont dans un grand état d'atonie, d'où il résulte que les fluides s'y portent
abondamment. Une fonte énorme s'opère tout-à-
la-fois par les sueurs, par l'expectoration et par
les selles : il semble que ces émonctoires soient
insuffisans pour transmettre au dehors les débris
qui attestent les ravages de la maladie. La sueur
est visqueuse.

Les crachats, partie muqueux, partie purulens,
quelquefois semblables à des fragmens de chair
demi-putréfiée, se trouvent souvent enveloppés
dans une matière glaireuse au milieu de laquelle
ils nagent suspendus. Les selles sont d'une odeur
insupportable : il en est qui présentent des ma-

tières muqueuses et puriformes. La prostration est extrême ; les jambes et les pieds sont œdématiés ; les cheveux se cassent et tombent spontanément ; les ongles crochus se brisent sous les ciseaux ; la respiration est laborieuse et fétide ; l'affaiblissement des malades et le ralentissement de la circulation occasionnent la somnolence que l'on remarque dans les derniers temps de la maladie ; le plus léger accès de toux amène des suffocations ; la difficulté d'avaler, sur-tout les liquides, est par fois insurmontable , et les douleurs sont aussi atroces que l'aspect du malade est pitoyable : lui seul , au milieu des personnes qui l'entourent , conserve encore cette espérance qui abandonne rarement les phthisiques. Un délire léger et fugace annonce sa mort prochaine.

Je me garderai bien de dire que toute phthisie présente , sans exception , l'ensemble de phénomènes que je viens de rapporter , et encore moins que , dans leur succession , ces phénomènes observent la même régularité. Sans doute la marche de cette maladie n'est pas toujours uniforme ; sa cause et son espèce , l'âge , la constitution , le sexe , les forces des malades et les pays qu'ils habitent , introduisent de grandes différences à cet égard : mais s'il faut quelquefois d'autres couleurs pour la peindre , au moins celles-ci conviennent-elles le plus généralement.

Parmi les accidens énumérés, il en est un qui accompagne toute espèce de phthisie pendant ses diverses périodes. La toux commence avec la maladie et ne finit qu'avec elle : c'est par elle que sont expulsées les mucosités sécrétées en trop grande abondance ; et, quand elle n'est pas due à cette cause, l'exaltation de la sensibilité pulmonaire suffit pour la provoquer. J'ai vu des phthisiques tousser presque sans relâche, quoiqu'il n'y eût pas d'expectoration. Cette toux a un caractère particulier : chaque accès dure très-peu ; le plus souvent il ne se compose que de deux ou trois éclats qui se reproduisent à de très-courts intervalles ; leur bruit clair, aigu et déchirant, annonce la sécheresse du poumon.

Si la toux dure long-temps, on doit donc craindre qu'elle ne soit un symptôme précurseur de la phthisie, ou même l'indice de cette maladie. La toux qui se manifeste au commencement de l'hiver, ne doit pas inspirer à beaucoup près les mêmes inquiétudes : elle a des intermittences plus ou moins longues, et elle cesse ordinairement au printemps. Pendant l'hiver, la transpiration cutanée diminue en même-temps que la pulmonaire augmente : ce phénomène est très-marqué chez les individus dont le système dermoïde est peu énergique. Leur peau devient sèche et aride ; ils toussent ou ils ont la diarrhée. Si la muqueuse pulmonaire supplée à l'inaction de la peau, les fluides qui s'y portent en plus grande quantité, ne se vaporisent que lentement ; ils déposent sur cette membrane, ainsi que l'observe Bichat , les sels qu'ils tenaient en dissolution. Leur présence irrite les bronches et provoque la toux. Les choses rentrent dans l'ordre naturel, quand la peau, assouplie ou plus épanouie, partage avec les autres parties les fonctions de l'exhalation.

La toux doit être considérée comme le résultat d'un stimulus qui agit sur l'un des tissus du poumon, le plus souvent sur le tissu muqueux. Un point d'irritation permanent sur tout ou partie de la membrane qui revêt les bronches , produit la phlogose de cette membrane , et à la longue, comme il est démontré quelquefois par l'autopsie, une excoriation d'abord superficielle, plus ou moins étendue , et ensuite plus profonde. De là les crachats en partie muqueux, en partie purulens, et quelquefois mêlés de stries sanguinolentes. Ces excoriations dégénèrent en petits ulcères ; et ceux-ci augmentent rapidement, quand la partie membraneuse qui les séparait des autres systèmes du poumon , a subi des érosions : alors de profonds, d'irrémédiables ulcères se forment dans ce viscère. Il est à observer que les tuniques artérielles sont difficilement attaquées au milieu de cette désorganisation. On voit les vaisseaux sanguins traverser en tous sens les cavités formées dans l'organe pulmonaire, ou exister dans leur état d'intégrité au milieu d'amas purulens.

L'expectoration puriforme est bien un indice de l'ulcération du poumon ; mais, au témoignage de différens auteurs, elle peut avoir lieu sans que ce viscère soit entamé. « Bonnet, Reid, Morgani » et Portal ont vu des phthisiques réduits au » dernier degré de marasme, après avoir rendu » long-temps des crachats puriformes ; et cepen— » dant, à l'ouverture du cadavre, on n'apercevait » aucun foyer de suppuration ni aucune marque » d'altération dans le tissu même du poumon (1). »

Les malades dont le poumon est altéré, n'expectorent pas seulement des matières puriformes ; il en est qui rendent des crachats dont il serait difficile de déterminer la nature. J'en ai vu qui expectoraient de petites masses noirâtres ou grisâtres, d'une fétidité insupportable, paraissant de nature spongieuse, et, qu'au premier aspect, on eût prises pour une portion même de la substance du poumon. L'excrétion de ces matières s'annonçait

_____

(1) Nosographie philosophique.

par un plus grand malaise à la poitrine, par un battement correspondant à l'un des points du thorax, et par la fétidité repoussante de l'haleine. Cinq ou six fragmens de la même nature étaient expulsés sans efforts et en peu de temps; l'haleine restait fétide deux ou trois jours après leur expulsion; cette fétidité disparaissait pour se reproduire, quand une semblable excrétion allait se renouveler.

Les ulcères que présentent les poumons des phthisiques ne partent pas toujours de la muqueuse des bronches : quelques-uns, et particulièrement les vomiques, se forment dans l'intérieur du poumon. Ils ne présentent primitivement aucune communication avec les voies aériennes, si l'on en excepte leurs ramifications capillaires. Tels sont, en général, ceux qui surviennent dans la phthisie tuberculeuse. Une induration d'un volume plus ou moins considérable, quelquefois aussi petite qu'un grain de millet, dépassant rarement la grosseur d'une noix, s'accroît aux dépens mêmes des tissus du poumon, et reste stationnaire plus ou moins long-temps. Lorsque les causes propres à la faire entrer en suppuration se manifestent, elle s'abcède. Le pus qu'elle fournit gagne insensiblement les divisions des bronches, et s'échappe peu à peu; d'autres fois il sort tout à coup, et, quand il est abondant, fait courir au malade le danger d'être suffoqué. Ce pus peut être résorbé : telle est l'opinion de plusieurs auteurs. Si les accidens qui ont fait suppurer le tubercule ne se prolongent pas; si d'autres tubercules n'avoisinent pas le premier, les parois de la cavité résultant de sa fonte, se recouvrent d'une membrane qui limite la destruction du poumon.

Le crachement de sang précède ou accompagne souvent la phthisie, et cause de vives inquiétudes. Ces inquiétudes sont-elles toujours bien fondées ? On peut se faire une idée assez juste des suites de l'hémoptysie, si ses causes sont bien examinées et bien connues. Celle qui survient à la suite de la suppression ou de la diminution d'une évacuation sanguine habituelle, des règles, des hémorroïdes, d'un épistaxis par exemple, n'est pas dangereuse, si ce n'est dans les sujets dont la poitrine est faible, et lorsque son apparition a été annoncée par une irritation vive, une chaleur opiniâtre sur le poumon, ou par quelque autre symptôme manifeste de phthisie. Dans ce cas, elle exige de prompts secours, et beaucoup de sagacité dans celui qui les administre.

L'hémoptysie est passive ou active, avec ou sans rupture de vaisseaux. Elle est passive et sans rupture, quand le poumon est tellement débilité, que des capillaires le sang transsude à travers les exhalans, ainsi qu'on l'observe dans les scorbutiques. J'ai vu des phthisiques cracher du sang immédiatement après le coït. Elle est passive avec rupture , lorsque le poumon est ulcéré. L'hémoptysie est active avec rupture, quand des secousses violentes ou des accès de toux prolongés ont déterminé le déchirement de quelques vaisseaux capillaires; active et sans rupture , si la sensibilité pulmonaire est exaltée.

Ces diverses propositions peuvent être rendues plus sensibles, si l'on se rappelle la disposition des vaisseaux sanguins du poumon. « Ces vaisseaux rampent presque à nu sur les surfaces muqueuses. D'une autre part, ils sont toujours l'origine des exhalans. Ceux-ci pour arriver à leurs surfaces ont très-peu de trajet à faire : ce sont des pores plutôt que des vaisseaux distincts. Voilà pourquoi le sang a une si grande tendance à s'échapper par les exhalans muqueux , pourquoi les hémorragies sans rupture sont si fréquentes sur les membranes muqueuses. (1). »

Quelques maladies simulent la phthisie pulmonaire, tandis qu'elles ont leur siége sur d'autres

----

(1) Bichat , Anatomie générale.

viscères, d'où leur action s'étend sympathique-
ment sur le poumon. « Toutes les parties corres-
pondent ensemble, dit le célèbre docteur Corvisart :
il en est quelques-unes qui ont entre elles des rapports bien plus marqués, des liaisons plus inti-
mes, et qui d'ailleurs exercent sur les autres organes
une influence plus étendue et plus directe. Lorsqu'un de ces organes est affecté, il produit sur toute
l'économie, et en particulier sur quelques viscères, des phénomènes si disparates, si variés et
si graves, que souvent les symptômes de la partie
primitivement affectée échappent à l'œil du médecin, à la faveur des phénomènes sympathiques
qui sont plus apparens. Prenons pour exemple
l'estomac : cet organe, dans quelques-unes de ses
maladies, devient un foyer d'où partent sans cesse
des irradiations sympathiques, qui mettent en jeu
des organes sains, et leur font simuler les symptômes les plus alarmans. »

Schneider parle d'un homme que l'on regardait
comme phthisique, parce que la toux était suivie
de crachats sanguinolens et purulens : à l'ouverture du cadavre, le poumon fut trouvé parfaitement sain ; le foie était complètement désorga-
nisé et en suppuration. Morton cite de semblables
observations.

Je ne présenterai pas ici la nomenclature des

différentes espèces de phthisies ; je ne parlerai pas des caractères, des signes et des symptômes particuliers à chacune de ces espèces. Outre qu'un pareil travail ne peut trouver sa place que dans une monographie, et non dans des considérations générales sur cette maladie, les observations que je rapporterai y suppléeront jusqu'à un certain point, quant aux espèces que j'ai eu occasion de traiter. Je pourrais multiplier le nombre de ces observations, en laissant même de côté celles que le défaut de notions exactes, soit sur la santé des parens du malade, soit sur les circoustances qui ont accompagné ou précédé le début de la maladie, soit encore sur les suites du traitement fait aux eaux, me mettent dans l'impossibilité de compléter. Parmi les malades que l'on a crus rétablis, il en est chez lesquels la marche de la phthisie n'était que momentanément suspendue. Quelques-uns s'éloignent du Mont-d'Or sans avoir, en apparence, éprouvé d'amélioration : elle ne s'est manifestée qu'après leur départ. J'ai vu, et mes prédécesseurs ont vu aussi, des phthisiques dont l'état était regardé comme désespéré, revenir l'année suivante à la source qui les avait guéris. Je n'inscris sur la liste des guérisons que celles qui me sont bien connues.

Parmi les observations que je pouvais rapporter, j'ai choisi celles qui ont été faites sur des malades auxquels on avait administré les eaux sans aucun autre remède. Comment, en effet, avoir des données positives sur l'action de ces eaux, si, pendant que le malade les boit, il fait aussi usage de médicamens d'un autre genre? Alors il devient très-difficile, pour ne pas dire impossible, de distinguer dans l'événement qui suit le traitement, ce qui appartient aux eaux d'avec ce qui est dû aux remèdes.

Observation 1. L'observation suivante prouve que les eaux du Mont-d'Or peuvent au moins suspendre le développement de la phthisie constitutionnelle.

La mère, le frère, deux sœurs de madame de *** et plusieurs autres personnes de sa famille avaient succombé à la phthisie. A l'âge de 36 ans, elle devint sujette à des affections catarrhales prolongées ; elle s'enrhumait facilement, perdait la voix, éprouvait des douleurs vagues à la poitrine, et de la difficulté à respirer ; l'appétit, les forces et l'embonpoint diminuaient. Chaque rhume augmentait la faiblesse des poumons et redoublait les inquiétudes de la malade. A la même époque, des flueurs blanches, précédemment existantes, mais en si petite quantité qu'on ne les regardait pas comme une maladie, devinrent plus abondantes :

elles étaient accompagnées de faiblesse à la poitrine, et de tiraillemens douloureux à l'estomac.

On conseilla les eaux du Mont-d'Or à madame de *** : elle les prit sur les lieux, ainsi que des bains tempérés, pendant trois saisons consécutives.

Sa santé se fortifia, les hivers furent moins orageux, et les flueurs blanches cessèrent.

Une année se passa sans prendre les eaux. L'hiver suivant, tous les accidens que madame de*** avait éprouvés avant son premier voyage, se renouvelèrent. Elle revint aux eaux, dès que la saison le permit. Les eaux ayant raffermi sa santé, elles furent continuées avec succès pendant plusieurs années. A 44 ans, madame de *** mourut d'une fièvre ataxique.

Phthisie hémoptysique.

Obs. 2. M^r. H***, sans être d'une constitution forte, s'était assez bien porté jusqu'à sa vingt-troisième année.

En 1804, au mois de juin, il eut un crachement de sang en se baignant dans une rivière. L'hémoptysie fut négligée pendant plusieurs jours. Devenue plus grave, on parvint à l'arrêter par les saignées, les sangsues, et des boissons froides et acidulées.

Une fièvre quarte survint au mois de décembre

de la même année ; elle dura quatre mois, se renouvela quelque temps après sa disparition, et fut
suivie de nouveaux crachemens de sang. Le quinquina, que l'on avait administré jusqu'alors, ne
fut plus donné qu'en lavemens.

L'été de 1805, le malade se porta assez bien ;
l'embonpoint était revenu, les forces aussi : on
avait appliqué un vésicatoire qui ne fit pas cesser
une petite toux et une expectoration muqueuse
peu abondante ; en outre, le malade entendait difficilement de l'oreille droite.

Dans l'hiver de 1805 à 1806, il eut une affection
catarrhale qui laissa beaucoup de surdité.

Outre l'exutoire déjà existant, on appliqua un
nouveau vésicatoire à la nuque ; il fut entretenu
pendant deux mois. Le malade prit ensuite des
douches sur la tête, elles étaient d'eau simple
à 30°.

Dans le mois de mars suivant, l'hémoptysie reparut de nouveau, fut suivie de beaucoup de faiblesse à la poitrine, d'une petite toux sèche, de
la diminution notable de l'appétit, du sommeil,
des forces et de l'embonpoint ; on sentait quelques
glandes engorgées, situées sur l'une des parties latérales du cou.

M. H. fut envoyé au Mont-d'Or en 1806 : les
remèdes qu'il y prit parurent améliorer son état,

et quand il en partit, il avait plus de forces , mangeait et dormait mieux. Cette amélioration ne fut pas de longue durée ; l'hiver suivant ramena les accidens que j'ai rapportés : ils parurent se calmer de nouveau au printemps de 1807 ; et dans l'été de la même année le malade retourna au Mont-d'Or. Les eaux ne lui firent aucun bien ; il mourut phthisique en 1808, à l'âge de 27 ans.

Phthisie muqueuse.

Obs. 3. M. de B*** doué d'une bonne constitution , mais épuisé, à l'âge de 28 ans, par l'abus des plaisirs et par les fatigues de la chasse ; exercice auquel il se livrait avec passion , éprouva dans l'hiver de 1805, une affection catarrhale qui fut négligée dans le principe, dont les suites forcèrent bientôt le malade à garder le lit, et qui , quelques mois après son apparition, dégénéra manifestement en phthisie muqueuse.

Le malade vint au Mont-d'Or dans l'été de 1806. La fièvre était continue avec des redoublemens marqués tous les soirs, la face profondément altérée, la voix presque éteinte, la peau sèche, la maigreur et la faiblesse portées à un très-haut degré. A différentes heures, mais plus particulièrement le matin, il survenait des quintes qui provoquaient quelquefois le vomissement ;

les nuits étaient fort agitées ; à peine le malade goûtait-il quelques momens de repos quand les redoublemens avaient cessé. Des pollutions involontaires augmentaient cet état de faiblesse et troublaient les instans du sommeil. A son réveil, le malade avait le cou et la poitrine inondés d'une sueur visqueuse. L'expectoration était gluante et grisâtre, rarement sanguinolente.

M. de B*** prit les eaux à la dose de trois verres chaque matin pendant les trois premiers jours. Le sixième, cette dose fut portée à cinq verres. Le septième jour, un bain à 34 degrés précéda la boisson. Le malade se sentit plus fort dans la journée, il eut plus d'appétit. Le huitième, il prit la douche sur la colonne vertébrale. Le 13me. jour, il survint un dévoiement séreux qui força à suspendre en partie le traitement dont M. de B*** éprouvait déjà une amélioration sensible. Ce dévoiement cessa sur la fin du quinzième jour. Le 17me., la douche et les bains furent repris, et les eaux, dont la dose avait été diminuée, portées de nouveau à cinq verres chaque matin. Les redoublemens étaient alors à peine marqués, l'appétit était bon, la toux et l'expectoration avaient beaucoup diminué. M. de B***, arrivé dans un état presque désespéré au Mont-d'Or, en repartit après un traitement de vingt-trois jours, étant beaucoup mieux. Il y revint en 1807, pour consolider son rétablissement, qui a été parfait.

Obs. 4. M. B**, homme d'une stature grêle, d'un tempérament lymphatique, accoutumé à une vie sédentaire, épuisé par des pollutions nocturnes très-fréquentes, par des fluxions de poitrine rapprochées les unes des autres, et par un catarrhe pulmonaire presque habituel, tomba, dans l'hiver de 1801, dans un état de dépérissement qui faisait craindre une mort prochaine. Il était alors âgé de 61 à 62 ans, et venait d'éprouver une péripneumonie violente. A cette maladie succéda un catarrhe qui, prenant tous les jours plus d'intensité, dégénéra manifestement en phthisie pulmonaire. La fièvre était forte ; ses redoublemens étaient accompagnés d'une chaleur mordicante à la paume des mains et à la plante des pieds, d'un sentiment de formication le long de l'épine du dos, de sueurs grasses sur la tête, le cou, la poitrine et les bras ; la toux était opiniâtre, et la matière de l'expectoration présentait toutes les apparences du pus. A ces symptômes s'en joignirent de plus alarmans ; la chute des cheveux, l'extrême maigreur, l'inappétence pour toute sorte d'alimens, la diarrhée et un commencement d'infiltration aux jambes.

On employa successivement, sans beaucoup de succès, les jus d'herbes, la décoction de lichen d'Islande, le quinquina, les vésicatoires, un cautère, etc. ; mais ce qui, dans un état aussi grave, achevait de désespérer le malade, c'est que, nonobstant son épuisement, et peut-être par l'effet même de cet épuisement, les pollutions devenaient plus fréquentes, et augmentaient chaque jour sa faiblesse. La nécessité d'arrêter ces pertes, la connaissance de l'efficacité qu'ont les eaux du Mont-d'Or dans ces sortes de cas et dans toutes les affections muqueuses, engagèrent le médecin de M. B** à l'envoyer, l'été suivant, prendre ces eaux sur les lieux. Elles lui furent administrées avec prudence, en boisson, en demi-bains, puis en bains entiers, et en douches dirigées sur la colonne vertébrale.

Dès le quatrième jour, M. B** éprouva une amélioration sensible : la peau acquit du ressort ; une transpiration égale et uniforme remplaça les sueurs. Le septième jour, la fièvre diminua, il n'y eut plus de redoublemens ; l'expectoration, moins abondante, devint simplement muqueuse. L'œdème des jambes ne tarda pas à se dissiper, et le retour des forces permettait au malade de faire de l'exercice.

M. B** étant resté vingt-cinq jours au Mont-d'Or, se rendit à Clermont. Son état était entièrement changé : plus de diarrhée, plus de sueurs, plus de pollutions; la toux était peu fréquente, la fièvre à peine sensible ; l'appétit était revenu; tout annonçait un retour inespéré à la santé. Ces espérances ne furent point trompeuses. Le malade ayant pris, en hiver, pendant un mois, les eaux du Mont-d'Or transportées, se remit parfaitement : mais comme sa constitution le rend sujet aux affections catarrhales, il a soin, pour les prévenir, d'aller tous les ans passer une quinzaine de jours au Mont-d'Or. Il jouit aujourd'hui, à l'âge de 71 ans, de la meilleure santé (1).

Obs. 5. Madame de V**, d'un tempérament lymphatique, ayant eu plusieurs enfans, devint phthisique à la suite d'un catarrhe qui durait depuis quatre ans. Elle était pâle et maigre ; ses lèvres et ses gencives étaient décolorées; elle toussait fréquemment, la nuit sur-tout, et rendait par l'expectoration des matières d'une odeur, d'une consistance et d'une couleur variables, quelquefois mêlées de stries sanguinolentes. La fièvre ne la quittait point; les redoublemens étaient précé-

---

(1) Observation communiquée par M. Mossier, médecin du malade.

dés d'un léger frisson et accompagnés d'une rougeur circonscrite aux pommettes : une douleur fixe sous l'épaule gauche, des sueurs nocturnes sur le cou, la poitrine et les bras, et une grande faiblesse, se joignaient à cet état. On découvrait par le toucher plusieurs petits engorgemens glanduleux sur les parties latérales du cou. La malade avait beaucoup d'appétit ; elle avait besoin de manger à de très-courts intervalles.

Elle vint au Mont-d'Or en 1807, et y prit les eaux, d'abord à la dose de trois verres chaque matin. Les premiers jours elle se trouva plus faible et ressentit plus d'irritation à la poitrine. Cet effet des eaux cessa le quatrième jour, et au sixième la malade les but à la dose de cinq verres. Le lendemain elle prit un bain à 35° ; ce traitement fut continué. Le douzième jour, l'expectoration devint plus abondante, plus facile et plus homogène. La nuit suivante une douce moiteur repandue sur tout le corps remplaça les sueurs partielles. La toux avait diminué ainsi que la fièvre au quinzième jour; le sommeil était moins interrompu.

Madame de V** quitta le Mont-d'Or au vingtième jour. L'hiver suivant elle but les eaux transportées ; sa santé fut moins mauvaise qu'elle ne l'avait été les hivers précédens. En 1808, madame de V** revint au Mont-d'Or, et y reprit les eaux et les bains tempérés pendant dix-huit jours ; ce qui l'a rétablie presque complètement.

Phthisie muqueuse avec spasme des poumons.

Obs. 6. Madame de*** , âgée de 29 ans , bien menstruée, sujette à des rhumes fréquens, éprouva une affection catarrhale dans l'hiver de 1799 : à cette maladie succéda une faiblesse générale; la toux devint plus fréquente ; l'expectoration était muqueuse , la fièvre continue ; des sueurs nocturnes se manifestaient autour du cou et sur le sternum. Un accident bien formidable se joignit à ces symptômes : la malade éprouve tout-à-coup une grande oppression , un point très-douloureux sur le sternum et des douleurs spasmodiques sur les muscles du thorax ; elle sent que sa respiration devient difficile, qu'elle s'embarrasse de plus en plus; elle tombe sans perdre connaissance, ne peut plus parler, et, immobile à force de douleurs et d'anxiétés , elle se voit sur le point de suffoquer. Les éthers, les odeurs les plus fortes, tous les moyens prodigués d'abord en pareil cas, ne la soulagent point. On fait une saignée au bras : à mesure que le sang s'écoule, la malade revient à la vie ; bientôt elle peut raconter les angoisses qu'elle vient d'éprouver , et demande avec instance qu'on n'hésite pas à la saigner si cet horrible état reparaît. Trente fois, et dans moins de neuf mois, on eut recours à ce remède pour la même cause. Les saignées et la maladie avaient jeté Mme. ** dans un état d'affaiblissement au-delà de toute expression ; à peine pouvait-elle se mouvoir dans son lit. Il y avait un commencement d'infiltration générale ; tout faisait craindre une mort prochaine.

La malade entend parler des eaux du Mont-d'Or ; elle veut y être transportée. On construit une voiture où elle peut être couchée comme dans son lit ; et après plusieurs jours de marche, elle arrive aux eaux dans le mois d'août 1806.

Les eaux furent données avec beaucoup de circonspection ; et soit que déjà elles eussent produit quelque amélioration, ou que le voyage, l'espérance, le changement d'air, etc., eussent augmenté les forces de la malade, le cinquième jour elle put se tenir pendant quelque temps assise sur un fauteuil. Le même jour il survint une de ces effrayantes suffocations : j'étais au Mont-d'Or ; M. Peyronnet m'engagea à l'accompagner chez la malade. La figure et la peau étaient entièrement décolorées, la tête penchée sur les épaules, les lèvres pâles et entr'ouvertes, les yeux à demi fermés et presque éteints, les bras pendans, le pouls et la respiration à peine sensibles. Malgré la faiblesse produite par les nombreuses saignées précédemment pratiquées, il fallut revenir à ce moyen.

Il s'était à peine échappé deux cuillerées de sang, qu'après une profonde inspiration, la malade fit quelques mouvemens, releva la tête, ouvrit les yeux, et dit qu'elle se sentait soulagée. La dose des eaux fut augmentée le lendemain ; bientôt la malade put marcher, se promener, manger à la table commune ; et après être restée vingt-deux jours au Mont-d'Or, elle en partit bien portante, mais encore décolorée. L'hiver suivant, elle but, pendant un mois, les eaux transportées, et revint au Mont-d'Or dans la saison de 1801 : jamais elle n'avait joui d'une meilleure santé.

Dans l'hiver de 1805, Mme. de ** se trouva à un bal nombreux et brillant ; elle y dansa beaucoup ; et couverte de sueur, elle but coup sur coup deux verres d'eau très-froide. Elle ne tarda pas à éprouver un sentiment de resserrement à la poitrine, qui, allant toujours en augmentant, l'obligea de quitter le bal. Une affection catarrhale intense fut suivie, au bout de quelque temps, de tous les symptômes qui caractérisent la phthisie muqueuse. La malade vint au Mont-d'Or dans le mois de juillet de la même année. La fièvre était continue, avec plusieurs redoublemens dans les 24 heures : ces redoublemens n'avaient aucune régu-

larité. La toux était violente, l'expectoration abondante, puriforme et d'une mauvaise odeur ; quand
elle diminuait, il survenait de l'oppression : les
sueurs et les selles avaient un caractère colliquatif ;
les jambes et les cuisses étaient œdématiées. On
fut obligé de discontinuer les eaux ; elles aggravaient les accidens. Mme. de ** mourut une vingtaine de jours après son départ du Mont-d'Or.

Phthisie nerveuse.

Obs. 7. Mme. B***, âgée de 29 ans, d'une stature
grêle, d'une constitution éminemment nerveuse,
avait craché du sang pendant plusieurs jours dans
le mois de décembre 1807 : l'hémoptysie reparut
spontanément à différentes époques.

La malade vint au Mont-d'Or dans le mois de
juillet 1808. Tout annonçait chez elle une grande
tension dans l'économie ; la figure était très-animée,
les yeux scintillans, la peau sèche, aride et d'une
chaleur mordicante, le pouls petit, serré et fréquent. Mme. B*** était maigre, faible, dormait
peu, n'avait point d'appétit et toussait fréquemment ; les accès de toux duraient peu, mais ils
étaient très-rapprochés : il n'y avait point d'expectoration. Le soir il survenait des quintes opiniâtres
et déchirantes que l'on modérait avec des calmans.
Elle éprouvait constamment une chaleur incom-

mode à la poitrine, des tiraillemens entre les épaules, un point douloureux entre la troisième et la quatrième côte du côté gauche ; quelquefois aigu, arrêtant momentanément et tout-à-coup la respiration. Son caractère naturellement doux était devenu irascible ; tout en elle, la flaccidité du système musculaire principalement, annonçait un état de dépérissement bien difficile à combattre. Le sentiment de ce qu'elle éprouvait, mais surtout l'image toujours présente d'une sœur qu'elle avait vue livrée aux mêmes souffrances, et succomber enfin à une maladie dont tous les caractères se retraçaient chez elle, l'avaient jetée dans une mélancolie profonde.

Cette malade prit les eaux d'abord à petite dose et mêlées avec de la dissolution de gomme arabique. Elles passèrent bien. J'en augmentai la quantité le troisième jour ; elles portèrent légèrement à la tête sans produire d'autre effet sensible. Le sixième jour elle prit un bain mitigé à 34° ; la nuit suivante fut bonne. Au bout de quelque temps, avec l'appétit et le sommeil, reviennent les forces ; les bains et les eaux sont continués : mais les symptômes principaux résistent ; seulement la peau était moins aride.

Le 19e. jour de traitement, il y eut un dégoût invincible pour les eaux ; on continua les bains tempérés jusqu'au 22°. jour. Bientôt la malade quitta le Mont-d'Or : elle était satisfaite de son état, dormait bien, avait beaucoup d'appétit, n'avait point craché de sang ; les douleurs avaient cessé ; mais la toux subsistait encore.

Quelque temps après son retour chez elle, les menstrues ne parurent pas à l'époque accoutumée ; il survint de la chaleur et de l'irritation à la poitrine. Mme. B***, se trouvant un jour dans une salle où étaient réunies un grand nombre de personnes, y éprouva de l'oppression, du chatouillement à la gorge ; et après un petit accès de toux, elle rendit du sang par la bouche : l'hémoptysie continua plusieurs jours. Dès cet instant, les craintes, la tristesse et la mélancolie de la malade se renouvelèrent. Mme. B*** mourut le printemps suivant.

Phthisie avec symptómes nerveux, précédée d'hémoptysie.

Obs. 8. Une demoiselle âgée de 18 ans, bien menstruée, d'un tempérament mélancolique, cracha du sang pendant plusieurs jours dans l'automne de 1803. L'hiver suivant, ce crachement se reproduisait chaque fois que les règles devaient reparaître, quoique leur quantité n'eût pas diminué : il était précédé de tiraillemens douloureux à la poitrine, d'un goût de sang et d'un chatouillement à la gorge, de chaleur fugace sur tout le corps, principalement à la face et à la paume des mains, et suivi de tristesse, d'abattement, d'insomnie, et d'une toux sèche. Au printemps, l'hémoptysie devint plus fréquente; elle se manifestait deux ou trois fois dans l'intervalle des règles. Un point douloureux se fit sentir au-dessus du sein gauche. La respiration était difficile, la toux opiniâtre et fréquente, et la fièvre s'alluma. On pratiqua plusieurs saignées, on administra différens remèdes, mais sans aucun succès.

La malade vint au Mont-d'Or en 1805. Sa figure était très-altérée, les yeux enfoncés, les lèvres et les gencives plombées, la peau habituellement sèche, la voix profonde et voilée, la toux fréquente, suivie de crachats grisâtres, souvent teints de sang, l'haleine mauvaise, les déjections rares, les urines claires, le pouls tantôt petit et faible, tantôt dilaté, large et mou, mais constamment fébrile. La fièvre redoublait le soir. La malade éprouvait souvent un battement au-dessus de la mamelle gauche.

Avant son départ pour les eaux, quelqu'un avait eu l'imprudence de lui dire que l'on regardait sa maladie comme mortelle : cette funeste confidence, qu'elle avait provoquée, l'avait plongée dans un état de faiblesse, d'insouciance et d'anéantissement

inexprimable. Il était bien essentiel , mais bien difficile, de parvenir à lui faire regarder le retour à la
vie comme possible ; ses forces semblaient se ra-
nimer à mesure que son cœur s'entr'ouvrait à l'espérance.

Les eaux furent données , les premiers jours , à
très-petite dose , et coupées avec une cuillerée de
dissolution de gomme arabique. Cette dose fut
graduellement augmentée, et portée à quatre verres
au sixième jour : le huitième il survint du dévoiement ; les selles , au nombre de cinq ou six dans
les vingt-quatre heures, étaient séreuses, jaunâtres,
et ne répandaient point cette fétidité qu'exhalent
les colliquatives : je fis réduire à deux verres la dose
des eaux , et sans aucun remède la diarrhée s'arrêta le troisième jour. Le douzième, la malade but
cinq verres d'eau : l'espoir renaissait', et avec lui le
sommeil, l'appétit et les forces ; la fièvre diminuait
ainsi que l'expectoration ; la peau était devenue
souple et douce au toucher. Le dix-septième jour,
un quart d'heure après s'être couchée, la malade
rendit, après une petite toux, un demi-verre à-
peu-près de sang noirâtre : ce crachement s'arrêta
bientôt ; la nuit ne fut pas mauvaise ; et , pour la
première fois, le lendemain d'un crachement de
sang ne fut point , pour la malade , un jour de
faiblesse et de découragement. Les eaux furent

continuées jusqu'au 20e. jour sans qu'il se présentât rien de remarquable : seulement la malade commença à éprouver du dégoût à les prendre ; ce dégoût augmentant, elle en discontinua l'usage.

Sa santé alla de mieux en mieux pendant les mois de septembre et d'octobre : mais il survint de nouveaux orages à la fin de novembre ; la toux, la fièvre et l'insomnie les accompagnèrent. A cette époque la malade but les eaux transportées : pendant qu'elle les prenait, elle rendit, en trois ou quatre minutes et sans efforts, plusieurs crachats globuleux, assez consistans, de couleur cendrée et d'une fétidité insupportable. Les principaux symptômes se calmèrent, et le rétablissement parut complet. Elle revint au Mont-d'Or en 1806 : pendant cette saison, elle se livra à toutes les distractions que pouvait lui offrir la société, et fit, sans en être incommodée, de longues promenades sur les montagnes. Elle passa vingt jours aux eaux, et en partit bien portante.

Deux ou trois mois après ce second voyage, elle retomba malade ; et quand elle arriva au Mont-d'Or pour la troisième fois, peu s'en fallait qu'elle ne fût dans un état aussi fâcheux que la première. Elle prit les eaux pendant dix – huit jours, et les quitta sans soulagement apparent. Un mois après, sa santé s'améliora ; et j'ai appris que, depuis cette époque, Mlle. T*** n'a plus eu de rechutes.

Phthisie calculeuse.

Obs. 9. M. C**, expert-géomètre, était arrivé à l'âge de 50 ans, sans avoir éprouvé d'autres maladies qu'un rhumatisme chronique au bras droit. Dans l'hiver de 1806, il fut pris d'un catarrhe pulmonaire, qui ne fit que s'accroître, malgré l'emploi de différens remèdes. La toux, la fièvre, la faiblesse générale et les autres symptômes se calmèrent un peu l'été suivant; mais en automne la maladie reparut avec plus d'intensité; la fièvre s'alluma de nouveau, le malade maigrit, les douleurs de poitrine étaient intolérables; de temps en temps il survenait des quintes déchirantes, suivies d'une expectoration muqueuse et sanguinolente; les urines devenaient troubles quelques heures après leur émission.

En examinant les crachats attentivement, on y découvrit de petites concrétions tophacées, de différentes formes, et dont les plus grosses ne pesaient pas plus de deux tiers de grain.

Depuis la maladie de poitrine, le rhumatisme ne s'était plus fait sentir.

M. C** vint au Mont-d'Or en 1806; il était à-peu-près dans le même état que celui dont je viens de parler. Pendant le séjour qu'il y fit, il rendit, par l'expectoration, trois petits calculs que j'ai conservés. L'un d'eux paraît exclusivement composé d'un sel à base de chaux ; il est lisse et de forme ovalaire : les deux autres présentent un corps et deux branches ; les branches sont de nature osseuse, ou du moins elles en ont manifestement l'aspect. L'expulsion de ces deux derniers fut beaucoup plus douloureuse que celle du premier. Pendant les vingt-quatre heures qui la précédèrent, la fièvre fut plus forte, les accès de toux plus violens et plus fréquens, et l'hémoptysie plus considérable.

M. C*** prit les eaux pendant vingt-deux jours ; ce traitement le soulagea beaucoup : la fièvre avait cédé ; l'appétit, les forces et les couleurs naturelles étaient revenues ; la toux avait diminué.

J'ignore si l'individu qui fait le sujet de cette observation est totalement rétabli ; mais je sais qu'il a repris l'exercice de son état.

Phthisie rhumatismale.

Obs. 10. M. D**, âgé de 38 ans, doué d'une bonne constitution, né de parens très-sains, habitant les départemens méridionaux, et adonné au travail du cabinet, n'avait éprouvé d'autre maladie qu'une

affection rhumatismale qui se portait alternativement sur différens points du thorax.

Dans l'année 1806 , M. D*** donna les soins les
plus assidus à une phthisique ; il passait des journées entières et souvent des nuits auprès de son
lit : la mort de cette personne le jeta dans une
mélancolie profonde.

M. D*** fut pris d'un affection catarrhale dans
l'hiver de 1806 à 1807 ; dès-lors l'affection rhumatismale ne se fit plus sentir ; mais au bout de
deux ou trois mois le catarrhe présenta tous les
caractères de la phthisie. Le malade vint au Mont-
d'Or dans le mois de juillet 1807.

Sa figure était d'un blanc tirant sur le jaune ;
les yeux étaient enfoncés dans les orbites , la
maigreur extrême, la toux continuelle ; une fonte
énorme s'opérait par les crachats ; les forces
étaient abattues ; le malade dormait peu , n'avait
point d'appétit et vomissait souvent après le repas : il éprouvait des syncopes fréquentes, de
l'oppression et un serrement douloureux aux hy-
pocondres ; le pouls battait à peine 52 fois par
minute.

Les eaux ne lui firent aucun bien ; il mourut
l'hiver suivant.

Maladie de poitrine produite par la métastase d'une humeur dartreuse.

Obs. 11. M. N**, âgé de 28 ans, d'un tempérament bilioso-sanguin, livré au travail du cabinet, était sujet, depuis trois ans, à une toux opiniâtre que les temps froids et humides augmentaient, et qui diminuait en été. Les crachats étaient muqueux, globuleux, quelquefois bleuâtres et peu abondans. On avait observé que la toux alternait avec des efflorescences dartreuses. Dans l'été de 1802, un gonflement œdémateux et indolent se manifesta sur le prépuce ; la poitrine fut dégagée. Ce gonflement se termina par résolution, au bout de cinq ou six jours, et sans que l'on eût employé aucun topique : la toux ne tarda pas à se reproduire. En 1803, M. N** prit les eaux et les bains du Mont-d'Or pendant dix-huit jours. Un mois après, il survint un dépôt sous l'aisselle gauche ; ce dépôt s'abcéda, et fournit pendant huit ou dix jours une assez grande quantité d'une matière jaunâtre et moins liée que le pus. L'hiver suivant fut meilleur que les précédens. M. N** retourna au Mont-d'Or l'année d'après : il y prit les mêmes remèdes, et leur usage fut suivi d'un second dépôt, moins volumineux que le premier et situé au même endroit. Depuis cette époque, l'individu qui fait le sujet de cette observation , s'est toujours bien porté.

Phthisie produite par la métastase d'une humeur dartreuse.

Obs. 12. M. A**, âgé de 44 ans, négociant à Paris, d'une forte constitution , doué d'une grande intelligence, d'une activité au-dessus de toute expression , était sujet depuis long-temps à une ophtalmie chronique de nature dartreuse. Cette ophtalmie fit des progrès au commencement de l'hiver de 1806 ; elle se dissipa ensuite, soit spontanément, soit par l'effet des remèdes qui furent administrés. Quelques symptômes qui , antérieurement , avaient fait craindre pour l'état de la poitrine , devinrent plus alarmans : une toux sèche et fréquente , accompagnée d'ardeur de poitrine et de démangeaison sur tout le corps, se manifesta ; la chaleur du lit augmentait tellement cette démangeaison , que le malade se déchirait la peau. Les saignées, les bains , les sucs d'herbes , les boissons émulsionnées , etc. , furent employés au printemps , et diminuèrent les accidens ; mais ils se reproduisirent avec plus d'intensité à la fin de l'automne suivante. Une toux vive et déchirante, le plus souvent sèche , parfois suivie de crachats muqueux et sanguinolens , l'altération continuelle de la voix ,

le retour des démangeaisons , la privation du sommeil , la diminution des forces , de l'embonpoint
et de l'appétit , une irritabilité excessive au moral
comme au physique , étaient les principaux symptômes de la maladie. Bientôt la voix devint si faible
qu'il fallait être très-près du malade pour l'entendre. Malgré cette situation, il vaquait encore à ses
affaires, passait plusieurs heures dans des ateliers
de filature de coton, et faisait des courses en cabrio-
let. Un vésicatoire fut établi à l'un des bras et converti en cautère ; et comme il y avait du sang dans
les crachats, on pensa qu'il fallait encore recourir à
la saignée. Les forces diminuèrent de plus en plus ;
le soir il survenait des quintes suffocantes ; on ne
pouvait les calmer qu'avec du laudanum : par la
suite on fut obligé d'augmenter la dose de ce remède, qui fait payer bien cher les soulagemens qu'il
procure , quand on en fait journellement usage. A
tous ces accidens que la fièvre compliquait de temps
en temps , se joignit une grande difficulté d'avaler
les liquides, le bouillon sur-tout. La déglutition
des alimens solides n'était pas à beaucoup près
aussi difficile. Un vésicatoire fut appliqué sur le
cartilage scutiforme : il ne diminua ni le travail
de la déglutition , ni le resserrement de la gorge ,
ni une titillation incommode dans cette partie.

M. A*** fut envoyé au Mont-d'Or en 1808. La

faiblesse et la maigreur étaient portées au dernier degré ; les ongles courbés se brisaient en petits fragmens quand on les coupait ; les cheveux tombaient spontanément ; les crachats, teints de sang, puriformes et fétides, enveloppés le matin dans un réseau glaireux, étaient très-abondans; la peau sèche, les évacuations alvines rares, la respiration souvent gênée, le sommeil et l'appétit nuls, la voix éteinte.

Les eaux furent données à la dose d'un verre en trois prises et à demi-heure de distance. Le malade désirait vivement que cette quantité fût augmentée : c'était le seul liquide qu'il pût avaler sans de grands efforts; et si on le lui eût permis, il en aurait fait sa boisson ordinaire; mais quand il les prenait au-delà de trois verres, elles provoquaient le dévoiement et augmentaient la faiblesse.

Le douzième jour, il prit un demi-bain à 34° : immédiatement après, il survint un mouvement fébrile ; la nuit fut plus mauvaise que les précédentes. Le lendemain, un second bain préparé de la même manière produisit les mêmes accidens (1).

______

(1) La fièvre est souvent un moyen de guérison employé par la nature. Son apparition ne doit donc pas toujours inquiéter le médecin, quand elle se manifeste dans le cours du traitement. Il n'est pas rare de voir des malades dont l'état

On s'en tint dès-lors à l'usage des eaux en boisson; elles furent prises pendant un mois consécutif, sans produire aucun changement sensible , sans apporter la moindre modification à la marche de la maladie.

Le malade s'était proposé de passer l'automne à Clermont. Vingt jours après qu'il y fut arrivé, la fièvre s'alluma : elle était accompagnée d'un léger délire et de somnolence; il survenait plusieurs redoublemens dans la journée.

Quelque temps après , il recouvra la faculté d'avaler sans douleur et sans efforts. Au spasme et à l'irritabilité des organes de l'arrière-gorge, avaient succédé l'atonie et une disposition imminente à la gangrène; l'haleine était devenue fétide et cadavéreuse ; les lèvres et l'intérieur de la bouche avaient une couleur plombée. Tout annonçait une mort prochaine; le malade expira , en rendant de la sanie par la bouche et les narines.

---

s'améliore rapidement , après un accès de fièvre de deux ou trois jours. Mais chez le malade qui fait le sujet de cette observation , le dépérissement et la faiblesse étaient portés à un trop haut degré, pour que l'on pût raisonnablement espérer que ce mouvement devînt salutaire : tout portait à craindre, au contraire, qu'il n'avançât la fin de ses jours.

Phthisie produite par la répercussion de la gale.

Obs. 13. M.**, âgé de 37 ans, d'une constitution délicate et d'un tempérament bilieux, contracta la gale en 1799. Après avoir inutilement employé, pour s'en délivrer, plusieurs traitemens ordinaires, il eut recours à une méthode empirique, et se frotta, dans le mois de septembre 1800, avec une pommade astringente : la gale disparut. Un mois après ce traitement, il survint des douleurs à la poitrine, et, à certaines époques, de l'oppression et de la dyspnée. Cet état, qui d'abord n'avait pas alarmé le malade, s'aggrava pendant l'hiver; la toux se manifesta, fut opiniâtre, et des crachemens de sang la compliquèrent. Les béchiques, les dépuratifs et les exutoires n'apportèrent aucun changement ; la fièvre s'alluma, la toux devint continuelle, l'expectoration puriforme; le malade perdit l'appétit, le sommeil, les forces et l'embonpoint.

Il vint au Mont-d'Or en 1801. Les bains tempérés et les eaux pris pendant seize jours consécutifs ne produisirent aucun soulagement apparent. Un mois après leur usage, il se forma un engorgement volumineux sous l'aisselle du côté droit; la tumeur s'abcéda et suppura pendant près d'un mois et demi : il se forma successivement plusieurs abcès. Dès cet instant, la santé du malade parut se rétablir ; les accidens du côté de la poitrine se dissipèrent , et la convalescence était complète quand M. ** revint au Mont-d'Or pour la seconde fois en 1802.

J'ai vu , en 1805, aux eaux du Mont-d'Or, un militaire retiré , âgé de 27 ans, que la même cause avait mis dans un état à-peu-près semblable à celui dont je viens de parler. Ce militaire prit les bains et les eaux pendant dix-huit jours. Le quatorzième jour du traitement, il parut sur le sternum plusieurs boutons de la grosseur d'un pois et à sommet blanc ; les cuisses et les bras présentèrent successivement quelques-uns de ces boutons. Le malade fut rétabli par cette éruption, qui dura près d'un mois.

Phthisie par suite de suppression des menstrues.

Obs. 14. Mme, T***, âgée de 27 ans, d'une bonne constitution , sœur de Saint-Vincent, tomba malade à Châlons en 1805 , à la suite d'un travail immodéré et de veilles opiniâtres. La poitrine ne parut pas affectée d'une manière particulière au commencement de la maladie , que l'on regarda comme une fièvre muqueuse. Dans le cours de cette fièvre , les règles se supprimèrent ; dès-lors il survint de l'oppression , de la toux , des tiraillemens et une chaleur constante à la poitrine. Pour respirer , il fallait que la malade fût assise sur son lit, ou mieux encore que le tronc fût dans un état de flexion. La fièvre devint hectique ; chaque redoublement était marqué par la chaleur sèche et âcre de la peau , par des rougeurs circonscrites aux pommettes, et suivi de sueurs grasses sur le cou, sur la poitrine et sur les bras. Les crachats muqueux étaient souvent teints de sang : on remarqua que le crachement sanguinolent augmentait aux époques correspondantes à celles des menstrues. Les selles, rares et solides , étaient quelquefois fréquentes et séreuses.

Cet état n'ayant fait qu'empirer pendant dix-sept mois , on conseilla à la malade d'aller respirer son air natal ; elle vint à Riom en Auvergne : quelque temps après son arrivée , M. Barthelmy prescrivit les eaux du Mont-d'Or.

Aux symptômes précédemment indiqués se joignaient beaucoup de faiblesse et de maigreur , de fréquentes insomnies , la perte presque totale de l'appétit. La figure était d'une pâleur jaunâtre , les conjonctives d'un blanc mat , les lèvres et les gencives décolorées.

Les eaux furent données avec beaucoup de circonspection ; j'en fis augmenter la dose quand il fut démontré qu'elles n'aggravaient pas les accidens. La malade les prit pendant dix-neuf jours consécutifs sans beaucoup de succès. Quelques mois après, elle les prit de nouveau, transportées. Son état parut amélioré ; mais cette amélioration ne fut pas de longue durée : bientôt la maladie augmenta sensiblement, la figure devint bouffie, les jambes et les pieds s'œdématièrent. Dans le mois de juillet 1808, la sœur T*** revint au Mont-d'Or. Les eaux furent données cette fois à plus haute dose ; elles fortifièrent beaucoup la malade : je lui fis prendre des pédiluves dans le Grand-Bain. Au quatrième jour de traitement, les menstrues, supprimées depuis près de trois ans, reparurent et fluèrent avec régularité pendant quatre jours. Dès cet instant la malade alla de mieux en mieux. La fièvre et l'expectoration, déjà diminuées, ne tardèrent pas à cesser entièrement ; il n'y eut plus ni redoublemens ni sueurs nocturnes ; l'appétit et le sommeil revinrent ; le rétablissement eut lieu avec une rapidité que la longueur et la gravité de la maladie ne permettaient guère d'espérer. Quatre mois après son départ du Mont-d'Or, la sœur T*** put reprendre ses occupations habituelles. Elle est actuellement dans la maison des sœurs de Saint-Genest à Clermont ; et malgré ses travaux, elle n'a pas éprouvé de rechutes.

CHAPITRE II.

Hémoptysie.

« Aucun système n'est plus disposé que celui des membranes muqueuses aux hémorragies par exhalation , puisqu'il jouit d'une part de propriétés vitales très-développées , qu'il est soumis à l'action d'un grand nombre d'excitans immédiats ou sympathiques , qu'il contient d'un autre côté beaucoup de sang dans le système capillaire , et que par conséquent ses vaisseaux exhalans doivent être très-courts (1). » C'est à ces dispositions, qui se remarquent sur-tout dans le système muqueux pulmonaire , qu'il faut rapporter la fréquence des hémoptysies. La tendance du sang à se porter aux poumons en raison de l'excitation de ce viscère, l'état de pléthore , la suppression ou la diminution des menstrues , des hémorroïdes , d'un épistaxis ou de toute autre évacuation sanguine , sont les causes les plus ordinaires de l'hémoptysie. Il existe une disposition particulière de structure ou de confor-

---

(1) Pinel.

mation qui rend plus sujet à cette hémorragie. Elle se reconnaît à l'étroitesse ou à la mauvaise conformation de la poitrine, à la longueur du cou et à la forme effilée des membres.

L'hémoptysie, quelle que soit sa cause occasionelle, est active ou passive. La simple inspection du malade suffit presque pour faire distinguer l'une de l'autre. Dans la première espèce, il faut changer la direction des forces vitales, ou chercher à les diminuer ; on doit au contraire augmenter ces forces dans la seconde. Les eaux du Mont-d'Or seraient donc nuisibles dans l'hémoptysie active ; leur usage convient éminemment dans celle qui est passive.

Hémoptysie active.

Obs. 1re. Mlle. de ***, d'une forte constitution, bien menstruée, éprouva à vingt-un ans une petite toux sèche qui survint sans cause connue. Elle avait en même-temps de la chaleur à la poitrine, une agitation générale, dormait et mangeait peu. Le huitième jour, la malade ressentit du froid sur la surface du corps, un fourmillement sur la colonne vertébrale, de la difficulté de respirer, et dans la soirée elle rendit du sang par la bouche. L'hémoptysie céda, au bout de trois jours, aux remèdes qui furent administrés ; mais elle se renouvela six ou sept jours après , disparut de nouveau, et revint ensuite par intervalles.

Le dixième mois de sa maladie', Mlle *** vint au Mont-d'Or.

Les yeux étaient scintillans , la figure très-animée , la peau chaude , le pouls vif , petit et fréquent , les nuits agitées ; les forces et l'embonpoint avaient diminué ; l'appétit variait beaucoup.

La malade se plaignait d'une douleur fixe au-dessus du sein gauche , d'un sentiment de malaise et d'embarras à la poitrine ; elle toussait souvent et avait quelquefois de l'oppression.

La toux sèche était suivie de l'expulsion d'un sang vermeil. Un mouvement fébrile , plus de gêne dans la poitrine , la titillation de l'arrière-bouche , annonçaient toujours un crachement de sang plus abondant.

Je pensai que l'air vif de nos montagnes ne convenait pas à la malade , et que les eaux lui seraient nuisibles. Mais comme elle avait une très-grande confiance en ce remède , et qu'il lui en coûtait beaucoup de repartir sans l'avoir essayé , il fut convenu qu'elle les prendrait à très-petite dose (un verre en trois prises dans la matinée) , et coupées avec l'eau de guimauve , ou le lait , ou la dissolution de gomme arabique. Malgré ces précautions , les eaux aggravaient la maladie. Immédiatement après la boisson , l'irritation de la poitrine augmentait ; la toux et le sang survenaient. Elle renonça à leur usage. J'ai appris que Mlle. *** a été rétablie , en quelques mois, par d'autres remèdes aussi convenables à son état que les eaux l'étaient peu.

Hémoptysie passive succédant à l'hémoptysie active.

Obs. 2. M. P***, d'une faible complexion , avait eu de fréquentes hémorragies nasales pendant la puberté.

Il se maria à vingt-cinq ans. Quelques mois après son mariage , il lui survint des quintes violentes suivies d'un crachement de sang, d'abord peu considérable , mais ensuite plus abondant. L'issue du sang calmait momentanément l'ardeur et l'oppression que le malade éprouvait à la poitrine. On le saigna du bras au second jour de l'hémoptysie. Le lendemain , il rendit encore, deux fois dans la journée , beaucoup de sang par la bouche. On répéta la saignée. Ce moyen fut secondé par des boissons froides et acidulées avec le sirop de limon. On prescrivit le plus grand repos et un régime très-sévère. Les accidens cessèrent au septième jour.

Un mois après , de nouvelles quintes se manifestèrent avec le crachement de sang , et cédèrent à l'emploi des mêmes remèdes. Le malade suivit avec exactitude le traitement prescrit, et fut exempt d'hémoptysie jusqu'en novembre 1804. La première avait paru dans le mois de février de la même année. Cette troisième hémoptysie s'annonça avec des symptômes moins intenses que les précédentes ; mais elle dura tout l'hiver. A peine se passa-t-il quinze jours pendant ce laps de temps, sans que M. P*** crachât du sang. Il était devenu maigre, faible et pâle. Désespéré de voir que le traitement qu'on lui avait prescrit n'améliorait pas son état, il eut recours à des remèdes empiriques, et se mit à l'usage d'une dissolution de sulfate d'alumine. L'hémoptysie fut suspendue. Plein de confiance en ce moyen, il en continua l'usage pendant plus de quinze jours. Alors M. P*** se plaignit d'un sentiment de constriction à la poitrine : la toux devint continue, la fièvre s'alluma. Une nouvelle hémoptysie fort abondante diminua l'oppression et la constriction du poumon, mais jeta le malade dans le plus grand affaiblissement. Instruit par cette funeste expérience, il suivit de nouveau, avec docilité, les avis de son médecin ; et la saison favorisant l'action des remèdes, son état s'améliora. Tout alla bien jusqu'au commencement de 1806, époque où M. P*** fut atteint d'un catarrhe pulmonaire, accompagné de fièvre avec redoublemens, de crachats muqueux et sanguinolens. La guérison fut très-lente et imparfaite. Épuisé par la succession des hémoptysies et par l'état fluxionnaire du poumon, le malade vint au Mont-d'Or en 1806. Les eaux lui furent si favorables, qu'au douzième jour de traitement, il avait repris l'appétit, le sommeil, les forces et son teint naturel. Il revint les boire en 1807, et il prit en même-temps les bains tempérés. Il me dit que, depuis son premier voyage au Mont-d'Or, il n'avait craché du sang que pendant trois ou quatre jours de l'hiver précédent, à la suite d'un rhume. Dans le cours du même hiver, il avait bu pendant vingt-cinq jours les eaux transportées. M. P*** paraissait guéri après ce second voyage. On ne peut se dissimuler néanmoins que la foiblesse de sa constitution, et particulièrement celle du poumon, ne l'exposent à des rechutes qu'occasionneraient infailliblement de nouveaux catarrhes ou des excès quelconques.

Hémoptysie passive.

Obs. 3. M. Bon***, âgé de 47 ans, d'un tempérament lymphatique, épuisé par de nombreux catarrhes et par une hémoptysie passive qui se renouvelait plusieurs fois dans l'année, fut beaucoup soulagé, en 1805, par les eaux du Mont-d'Or. Il vient les prendre tous les ans depuis cette époque, et il jouit maintenant d'une bonne santé.

CHAPITRE III.

Catarrhes chroniques.

LA membrane qui tapisse la face interne des pau-
pières et antérieure du globe de l'œil , l'intérieur
des fosses nasales , de la bouche et des cavités
qui communiquent avec elles ; qui revêt la surface
interne de la , trachée-artère , des divisions des
bronches , de l'œsophage , de l'estomac et des intestins , désignée sous le nom de *gastro-pulmo-
naire ;* celle qui recouvre la surface interne des
organes de la génération et des voies urinaires ,
appelée *urétro-génitale* , ont entre elles , malgré
les variétés d'épaisseur qu'elles présentent dans ces
diverses régions , la plus grande analogie de structure , de fonctions et de sympathie avec la peau ,
et sont désignées , l'une et l'autre , sous le nom de
membranes muqueuses.

De l'altération des fonctions de cette membrane ,
résultent les nombreuses affections comprises
sous le nom générique de catarrhes. Chacun de
ces catarrhes, qui altère plus ou moins la densité
de la portion de membrane qu'il affecte , la quantité , la consistance et la couleur de ses excrétions ,

prend un nom différent qu'il tire de celui de la partie malade , et auquel on ajoute le mot *aigu* , s'il est accompagné de symptômes inflammatoires, ou *chronique* , si ces symptômes inflammatoires sont nuls ou peu apparens.

Par-tout où les membranes muqueuses existent, il peut donc s'établir un catarrhe , et ces membranes sont susceptibles d'en être attaquées simultanément ou successivement : ainsi l'on a vu le catarrhe pulmonaire succéder à l'ophtalmie , au coryza, et être remplacé par un catarrhe intestinal , comme on a vu également cette maladie s'étendre sur plusieurs membranes à-la-fois.

Les affections catarrhales se manifestent sur-tout pendant les temps froids et humides , ou pendant les vicissitudes du chaud au froid (1); il est des pays où elles sont endémiques , et la constitution de l'atmosphère peut les rendre épidémiques. Les causes générales qui disposent aux catarrhes , sont une constitution naturellement débile ou affaiblie par l'âge ou par les maladies : les particulières sont l'exposition au froid quand le corps est en sueur , la répercussion d'une affection dartreuse, goutteuse,

______

(1) Voyez l'Encycl. méth. art. *Air* , rédigé par le savant prof. d'hygiène , M. Hallé.

rhumatismale, la diminution d'un exutoire, la faiblesse relative des membranes muqueuses.

Le catarrhe pulmonaire aigu dispose au catarrhe chronique ; et l'un et l'autre à la phthisie muqueuse, ou à cet état si bien décrit par Baglivi sous le nom de péripneumonie latente. Les mucosités qui, dans le catarrhe chronique, surchargent le poumon, et dont ce viscère peut d'autant moins se débarrasser qu'il est plus affaibli, peuvent aussi, à la longue, comme l'a observé Morgani, donner lieu à l'hydrothorax.

Quel que soit le siége d'une affection catarrhale, soit que cette affection se fasse sentir sur les poumons, sur les intestins ou sur la vessie, les excrétions de la peau sont plus ou moins notablement dérangées, et les forces vitales affaiblies.

Les principales indications curatives consistent donc à rendre au tissu cutané en particulier, et à l'économie en général, ce degré d'énergie dont la diminution altère toutes les fonctions. Les eaux du Mont-d'Or, par leur propriété tonique et sudorifique, remplissent cette double indication. De nombreuses observations démontrent qu'elles guérissent non-seulement les catarrhes chroniques, les rhumes d'hiver, mais encore qu'elles détruisent ou au moins qu'elles diminuent beaucoup les prédispositions à ces sortes de maladies ; et quand même l'observation ne nous apprendrait rien à cet égard, leurs bons effets dans la phthisie muqueuse, confirmés, suffiraient bien pour démontrer leur utilité dans les affections catarrhales chroniques, puisque celles-ci précèdent si souvent la première.

Catarrhe pulmonaire chronique.

Obs. 1. Mme. O***, âgée de 44 à 45 ans, d'une grande sensibilité, éprouva en 1807, beaucoup de chagrins et de fatigues, causés par la perte d'une de ses sœurs et par la maladie de plusieurs personnes qui lui étaient très-chères. Dans ces circonstances, elle ne prit conseil que de son courage et de son attachement, et ne ménagea ni ses forces ni son sommeil.

Au mois de juillet de la même année, elle fut prise d'une affection catarrhale qui céda aux remèdes employés, mais qui laissa la malade, pendant six semaines, dans des alternatives de plus grand malaise et de mieux. Les menstrues, qui depuis quelques mois fluaient irrégulièrement, se supprimèrent à la même époque.

Depuis ce temps jusqu'en juillet 1808, la santé de cette dame fut toujours chancelante. Les jours de calme parfait étaient rares, et les orages fréquens. De nouvelles affections catarrhales se manifestèrent ; elles étaient accompagnées de chaleur de poitrine, d'oppression, d'anxiétés, de râlement ou sifflement des bronches : le pouls était serré, les humeurs ne paraissaient point disposées à la coction. Ces nouvelles affections semblaient présenter un caractère intermédiaire entre le catarrhe aigu et le catarrhe chronique. On observa qu'elles se reproduisaient principalement aux époques correspondantes à celles où le flux menstruel avait lieu. Cette observation fit penser que l'application de quelques sangsues à l'anus soulagerait la malade ; ce qui fut justifié par l'événement.

Dans l'hiver de 1808, Mme. O*** qui s'était moins mal portée depuis l'évacuation sanguine pratiquée à l'aide des sangsues, éprouva un nouveau catarrhe qui parut s'éloigner encore plus que les précédens de la marche des maladies aiguës. Il se prolongea jusqu'au printemps, et laissa la malade dans un état d'atonie qui se faisait sentir plus particulièrement au poumon.

Mme. O*** vint au Mont-d'Or en juillet 1808 ; elle avait des battemens, de la chaleur, et une gêne presque habituelle à la poitrine. Ces symptômes variaient suivant l'état de l'atmosphère. Les nuits étaient agitées, le ventre serré ; la toux, qui se manifestait de temps en temps, était suivie

de crachats muqueux, mais rares et petits ; une
douleur vague se portait alternativement dans l'une
ou l'autre mamelle, dans le pourtour du thorax ,
plus rarement dans les membres : quelquefois il survenait un léger écoulement leucorrhoïque ; la poitrine était sensiblement dégagée quand cet écoulement avait lieu et sa cessation annonçait le retour
de la gêne des poumons.

Mme. O*** prit les eaux et les bains tempérés
pendant dix-huit jours, fit beaucoup d'exercice et
se sentit soulagée au sixième ou septième jour du
traitement. Les oppressions étaient moindres, l'appétit et les forces avaient augmenté ; le sommeil
était encore agité. Les bains étaient à 36 degrés :
Mme O** s'y trouvait bien et y respirait librement ;
je les fis graduellement porter à 38 degrés. Dans
le cours du traitement , il se fit une légère éruption dartreuse sur l'une des cuisses : la santé de
la malade devint meilleure ; et , dans l'intervalle
qui s'écoula depuis ce temps jusqu'au second
voyage que cette dame fit au Mont-d'Or en 1809,
elle se porta beaucoup mieux qu'elle n'avait fait
précédemment : elle eut néanmoins un catarrhe
dans l'hiver de 1808 à 1809 ; mais il fut moins
intense que les autres , et ne fut pas suivi d'autant
de faiblesse à la poitrine.

Le temps que Mme. O*** passa au Mont-d'Or,

pendant son premier voyage, fut très-beau. Une partie de l'amélioration qu'elle éprouva pourrait donc être rapportée à son séjour dans un endroit élevé et dans une atmosphère pure; mais on accordera plus à l'efficacité des eaux, si l'on considère que cette dame se porta également très-bien durant son second séjour, quoique le temps toujours pluvieux ne lui permît que rarement de se promener.

Affection catarrhale prolongée, compliquée d'aménorrhée.

Obs. 2. Mme. N***, âgée de 33 ans, d'une constitution délicate, mère de trois enfans, avait le poumon affaibli par une suite d'affections catarrhales. Dans l'hiver de 1805 à 1806, elle en éprouva une qui traîna en longueur et qui ne se dissipa point, comme les précédentes, au retour de la belle saison. L'ipécacuanha à des doses variées, les pastilles de soufre, les sucs dépurés des plantes chicoracées, les boissons béchiques, les vésicatoires, etc., ne diminuèrent ni la chaleur, ni l'oppression, ni la toux suivie d'une expectoration plus ou moins abondante, ni la faiblesse générale, symptômes de la maladie, que la suppression des menstrues vint aggraver.

Les eaux du Mont-d'Or lui furent conseillées. Quelques jours après en avoir commencé l'usage, il s'opéra dans son état une amélioration marquée. Le onzième jour, les règles reparurent : le rétablissement de cette évacuation était d'un fort bon augure, et les espérances qu'il faisait concevoir ne furent point déçues. Mme. N*** n'était pas encore guérie quand elle partit du Mont-d'Or, après y avoir demeuré dix-huit jours ; mais la toux et l'oppression avaient diminué, le sommeil, l'appétit et les forces étaient revenus.

Mme. N*** prit, l'hiver suivant, les eaux transportées : elles lui firent encore du bien, et elle fut guérie au second voyage qu'elle fit au Mont-d'Or en 1806. Depuis ce temps, elle a la précaution de les prendre chez elle tous les hivers, pendant vingt-cinq jours ou un mois, ce qui jusqu'à présent a beaucoup diminué la fréquence et l'intensité des affections catarrhales que lui occasionnaient les temps froids et humides.

CHAPITRE IV.

Leucorrhée.

O~N~ désigne sous le nom de *leucorrhée*, *catarrhe utérin*, *fleurs blanches*, etc., un écoulement par la vulve plus ou moins abondant. La consistance, la couleur, l'odeur et l'âcreté de cet écoulement, présentent de nombreuses variations.

La leucorrhée est constitutionnelle ou accidentelle, et celle-ci est aiguë ou chronique.

Dans la leucorrhée constitutionnelle, la circulation se fait avec lenteur ; la transpiration est toujours irrégulière ou diminuée ; les solides sont relâchés et les fluides appauvris. « Les symptômes » inflammatoires, dit M. Blatin, sont très-faibles » et souvent nuls : il y a lenteur des mouvemens, » faiblesse des facultés intellectuelles et des organes » des sensations, mauvaise constitution. »

Je ne parlerai point du catarrhe utérin aigu : ce n'est pas aux sources thermales que l'on peut l'observer, quand même leur usage conviendrait dans cette affection. Les malades ne se décident pas aisément à de longs déplacemens ; et ce n'est, en général, que ceux dont les maladies n'ont pas cédé aux moyens puisés dans la pharmacie ou l'hygiène, qui se dirigent vers ces sources. Or, pendant les premières tentatives, le catarrhe passe de l'état aigu à l'état chronique.

Contre cette maladie la médecine doit toujours être agissante ; elle n'est pas de celles qu'il faut livrer à la nature. La leucorrhée, dit Baillou, se perpétue par le vice qui l'a produite ; autrement elle cesserait d'elle-même. Pour arrêter ses progrès, on ne peut compter sur les remèdes qui n'ont qu'une action locale ou partielle; ils seraient même, le plus souvent, dangereux. L'expérience a démontré que les toniques et les ferrugineux ne réussissent pas toujours contre cette maladie. On a bien plus à espérer de l'usage des eaux thermales : leur action est plus sûre, plus forte et plus générale ; elles excitent vivement le principe vital, raniment la circulation, augmentent le ton des solides et rétablissent les fonctions de la peau. Ces eaux conviennent donc, à moins que la leucorrhée ne soit compliquée d'un vice organique ou d'un ulcère à la matrice. Elles conviennent sur-tout contre les flueurs blanches dépendantes d'une métastase, et changent la direction vicieuse des fluides en ranimant les forces du système cutané. L'observation a prouvé que les eaux du Mont-d'Or sont éminemment indiquées, quand il faut augmenter l'énergie de toute l'économie, et rendre à la peau assez de vie et de ressort pour qu'elle puisse redevenir le siége d'une affection portée à l'intérieur par défaut de ton, ou par l'application indiscrète de quelque astringent.

Dans la leucorrhée syphillitique, ces eaux servent à lever les doutes qui restent souvent sur sa nature, et, en reproduisant des symptômes évidens de la maladie, elles dissipent les incertitudes du médecin, et lui indiquent la vraie méthode curative qu'il doit suivre.

Mais ne doit-il pas paraître étonnant que l'on mette les eaux minérales au nombre des meilleurs moyens curatifs du catarrhe utérin, puisqu'elles sont rangées, par quelques auteurs, parmi les causes qui peuvent l'occasionner ? Sennert a vu les flueurs blanches se manifester après leur usage. Ces eaux déterminent des crises, ou des déplacemens d'humeur. Quand les crises sont incomplètes, d'autres viscères ou d'autres parties que celles qui étaient primitivement affectées, peuvent être atteints. Lorsqu'il y a seulement déplacement, l'humeur se porte sur les parties frappées d'une faiblesse relative ; ainsi le catarrhe utérin peut alterner avec le catarrhe pulmonaire ; le premier survient quelquefois après la cessation du second ; et c'est probablement le cas, ou tout autre à-peu-près de même espèce, où l'on aura vu les flueurs blanches se manifester après l'usage des eaux minérales. Que faut-il en conclure ? qu'il y a eu métastase ou crise incomplète ; et que le remède qui a opéré cette modification, peut, si on l'emploie de nouveau, détruire tout-à-fait la cause de la maladie.

Leucorrhée chronique compliquée d'aménorrhée.

Obs. 1. Une dame d'un tempérament mélancolique, d'une stature grêle et d'une constitution faible, eut à l'âge de 22 ans, après son second accouchement, des pertes blanches, d'abord peu abondantes, et auxquelles elle ne fit guère attention, imaginant qu'elles cesseraient spontanément. Quelque temps après, un tiraillement douloureux se fit sentir vers la région de la matrice ; les pertes augmentaient, la malade était faible et décolorée, digérait mal, éprouvait des lassitudes, de l'oppression ; elle avait une petite toux sèche, et assez souvent de la fièvre. L'irrégularité des menstrues compliquait cet état et l'occasionnait peut-être. Le médecin de la malade reconnut qu'il existait une grosseur, sensible au toucher, correspondante au côté gauche de la matrice ; mais il était difficile de prononcer sur la nature de cette grosseur, et le toucher ne fournissait aucun éclaircissement.

Les remèdes que l'on employa n'arrêtaient point les progrès de la maladie. Mme. *** maigrissait, la fièvre devenait plus fréquente et la toux plus incommode. On conseilla les eaux du Mont-d'Or ; la malade les prit pendant dix-huit jours, en 1807 : on y joignit l'usage des bains tempérés.

L'écoulement parut augmenter pendant les premiers jours ; les autres symptômes semblaient faire les mêmes progrès. Cette aggravation qui désespérait la malade, ne fut pas de longue durée : au sixième jour, l'appétit devint meilleur, les forces ne tardèrent pas à augmenter, et l'état extérieur de la malade annonçait qu'il se faisait en elle une révolution favorable. Dans le cours du traitement, je palpai plusieurs fois la grosseur dont j'ai parlé : après une nuit agitée, la pression la rendait douloureuse. Je puis assurer aussi qu'elle présentait un volume plus considérable, certains jours que d'autres ; quelquefois elle paraissait s'étendre jusque dans la région rénale.

Les règles parurent au dix-huitième jour ; elles furent plus abondantes qu'elles ne l'avaient été depuis la maladie, et s'arrêtèrent après avoir coulé pendant quatre jours. Il est à remarquer qu'auparavant leur cours était irrégulier, qu'elles fluaient et s'arrêtaient successivement : ces alternatives duraient huit ou neuf jours ; et alors la faiblesse, les tiraillemens de poitrine et d'estomac, les douleurs du bas-ventre, la tristesse, etc., augmentaient.

Mme. *** revint au Mont-d'Or en 1808 : elle était mieux que l'année précédente ; le cours des menstrues ne s'était plus dérangé : néanmoins elle avait encore besoin de ce second voyage, qui parut compléter sa guérison.

Leucorrhée chronique compliquée de rhumatisme.

Obs. 11. Mme. M^**, âgée de 40 ans, d'une faible constitution, ayant allaité trois enfans, était sujette depuis plusieurs hivers à de violens catarrhes. Son médecin avait observé que ces rhumes alternaient avec des douleurs rhumatismales vagues ; qu'ainsi les membres n'étaient pas douloureux, quand la poitrine était prise, et *vice versâ*. A l'âge de 37 ans, il parut des flueurs blanches plus abondantes l'été que l'hiver ; la peau était habituellement sèche. Cet état devint grave : Mme. M^** tomba dans une grande faiblesse ; l'estomac ne faisait plus ses fonctions ; il y avait des éructations continuelles, sur-tout après le repas, et quelquefois des vomissemens, par lesquels la malade rendait beaucoup de glaires. Les menstrues n'étaient pas dérangées.

Différens remèdes furent administrés ; mais loin d'améliorer l'état de la malade, ils ne faisaient que l'empirer.

La perte de l'appétit, des forces, du sommeil, de l'embonpoint, et la fièvre qui se manifestait fréquemment, faisaient craindre le marasme.

On conseilla les eaux du Mont-d'Or ; la malade y vint en 1806. Pendant les premiers jours, elle les prenait à la dose de trois verres : comme elles passaient bien, cette dose fut graduellement augmentée, et portée à cinq verres.

Le sixième jour, j'ordonnai les bains à 33°; ils produisirent un bon effet. Le dixième, la malade prit un bain à 38°; elle sua beaucoup, et eut à la suite du bain un accès de fièvre qui dura vingt heures. Le onzième, elle suspendit ses remèdes et les reprit le lendemain. A la suite de cette crise, tous les accidens diminuèrent notablement. Le traitement fut continué pendant dix-huit jours. Quand la malade partit du Mont-d'Or, elle se trouvait beaucoup mieux. Dans l'hiver de 1807, elle but pendant vingt-cinq jours les eaux transportées : l'hiver se passa assez bien. Elle revint au Mont-d'Or l'été suivant, et en repartit bien portante.

CHAPITRE V.

Dartres (Herpes des Grecs.)

On donne le nom de dartre à une affection cutanée, avec ou sans ulcération, et occasionnant un prurit plus ou moins incommode.

Les dartres, dit Pinel, peuvent s'offrir sous cinq

formes différentes : 1°. la dartre farineuse ; 2°. la pustuleuse ; 3°. la miliaire ; 4°. l'écailleuse ; 5°. la rongeante ou vive. Chacune de ces dénominations présente à-peu-près l'image des différens aspects sous lesquels les éruptions herpétiques se manifestent.

Nulle partie de la surface du corps n'est à l'abri de l'action des dartres : bornées quelquefois à des points très-circonscrits, elles envahissent souvent de grandes surfaces. Quelles différences dans l'altération du tissu cutané, depuis celle qui se présente sous la forme de petites écailles, jusqu'à celle qui désorganise, détruit une partie de la peau et met les muscles à nu !

Les dartres seraient bien moins à craindre, si le tissu cutané était leur siége exclusif; mais que de désordres n'occasionnent-elles pas aussi dans l'intérieur ! que de nuances dans leurs effets, depuis la dartre qui ne fait qu'imprimer un sentiment de démangeaison passager, jusqu'à celle qui fait développer les maladies internes les plus graves !

Ce que l'on sait sur la nature des dartres se réduit à peu de chose. « Elles ont, dit Pinel, un caractère mobile, fugace et difficile à saisir. » Comment en effet déterminer ce caractère, puisqu'elles peuvent se changer les unes dans les autres ?

Parmi leurs causes, il en est de connues, les

autres nous échappent. On sait que les dartres sont endémiques dans les climats chauds : l'usage habituel des alimens de haut goût, une mauvaise nourriture, l'habitation des lieux bas et humides, l'extrême sensibilité de la peau, l'omission des moyens propres à la déterger, la diminution ou l'irrégularité de la transpiration insensible, des règles ; la suppression du flux hémorroïdal, l'habitude de la masturbation, etc., peuvent donner lieu à cette maladie.

Les dartres sont quelquefois critiques, et leur apparition termine une maladie contre laquelle les efforts de l'art auraient peut-être échoué. Lassus a vu guérir un hypocondriaque après l'éruption de plusieurs dartres écailleuses.

Tantôt elles se compliquent avec le scorbut, les écrouelles, les affections syphillitiques ; tantôt elles en sont les symptômes, et ne cèdent alors qu'à l'emploi des moyens propres à combattre ces différentes diathèses.

Lorry, et plusieurs autres médecins célèbres, pensent que les dartres sont tout à-la-fois transmissibles et contagieuses ; qu'une femme peut communiquer des dartres à l'enfant qu'elle allaite, ou les contracter s'il en est atteint ; qu'une éruption dartreuse peut affecter celui qui couche avec un dartreux, ou qui en porte les vêtemens.

En raison de la mobilité qui les caractérise, les dartres peuvent se porter de l'extérieur à l'intérieur. On sait quels désordres peut entraîner leur disparition trop rapide, soit qu'elles agissent par leur présence immédiate sur les viscères, soit, comme l'a dit Bichat, que, par sympathie, les forces vitales de ceux-ci s'exaltent. N'est-ce pas à la sympathie qui existe entre la peau et les organes de la génération, qu'il faut attribuer la grande propension qu'ont les dartreux aux plaisirs vénériens ?

Qui ne sait que la répercussion des dartres a donné lieu, plus d'une fois, à la phthisie pulmonaire, à l'ulcération de la matrice, à des abcès au foie; qu'elle a occasionné des hydropisies, des vomissemens ou devoiemens chroniques ? Les flueurs blanches rebelles ne reconnaissent souvent pas d'autre cause. *Fluor albus pruriens herpetum loco erumpit* (1). Quelle opinion faut-il donc avoir de ces *guérisseurs* qui, sans faire attention soit à la nature soit à l'ancienneté des dartres, les traitent indistinctement, et sans aucun préparatif, avec des remèdes répercussifs? Doit-on s'étonner que cette méthode fasse tant de victimes? A quel danger imminent ne s'expose pas celui qui

---

(1) *Tractatus de morbis cutaneis.*

se fie à un pareil traitement, sur-tout quand la dartre dont il veut guérir est critique ? *Verum quidem est quòd maximum immineat periculum, si vetus herpes sponte evanescat, vel intempestivis remediis retrocedat* (1).

Les eaux thermales méritent une place distinguée parmi les nombreux moyens proposés pour la curation des dartres. Celles du Mont-d'Or conviennent, dit M. de Brieude, quand leur siége est dans les tégumens. Quand l'expérience ne m'en donnerait point la certitude, ajoute-t-il, leur manière d'agir sur la peau me conduirait à cette assertion. Ces eaux, en effet, augmentent puissamment l'énergie vitale de la peau, et occasionnent des crises par les sueurs, par les urines, etc. On peut donc les employer avec sécurité contre les dartres mêmes, dont il serait dangereux de tenter la guérison par d'autres remèdes, puisqu'elles agissent tout-à-la-fois en appelant ces éruptions à la peau, et en augmentant l'action des émonctoires naturels.

Dartre pustuleuse.

Obs. 1. M. P*** de L*** et mademoiselle sa sœur, d'un tempérament bilioso-sanguin, avaient sur le

---

(1) Lieutaud, *Synops. univ. Praxeos medicæ.*

tronc et sur les membres des dartres pustuleuses dont le siége variait, mais dont le caractère physique était toujours le même. Cette éruption s'était manifestée dès l'âge le plus tendre et n'avait apporté aucun dérangement sensible à leur développement. Ils étaient l'un et l'autre bien constitués : la peau étoit aride et l'épiderme écailleux.

Le frère, âgé de 27 ans, était marié et avait un enfant de quatre ans, dont l'extérieur ne présentait rien de dartreux.

Sa sœur était dans sa vingtième année. Le flux menstruel, établi depuis cinq ans, était régulier.

Ces deux malades avaient été allaités par la même nourrice, qui, d'après leur rapport, était elle-même éminemment dartreuse.

On avait longuement et sans succès employé les remèdes antipsoriques, et successivement ceux qui sont propres à détruire ou à modifier les différentes diathèses qui peuvent donner lieu aux dartres ou les rendre rebelles.

Les eaux du Mont-d'Or leur furent conseillées : ils y vinrent en 1805.

Ils les prirent, pendant les quatre premiers jours, à la dose de trois verres chaque matin. J'ordonnai ensuite quelques bains tempérés ; et comme les eaux ne fatiguaient point l'estomac, elles furent données à cinq verres. Le huitième jour, la température des bains fut portée à 42 degrés. Le onzième jour, quelques instans après l'immersion, Melle. P*** se sentit extraordinairement agitée ; le bain ne fut pas prolongé au-delà de sept ou huit minutes. Il survint un accès de fièvre qui dura vingt-quatre heures. Tout le corps fut inondé de sueur. Le bain fut suspendu le lendemain, et les eaux prises à moindre dose. Peu à peu les croûtes dartreuses tombèrent eu dessiccation, et les surfaces qu'elles occupaient devinrent aussi unies que celles qui en étaient exemptes. La même dessiccation eut lieu chez M. P*** ; mais plus tard, et elle ne fut précédée d'aucun mouvement critique très-apparent. Après un traitement de vingt-deux jours, ces deux malades partirent du Mont-d'Or presque entièrement guéris. Ils y revinrent en 1807 : Melle. P*** n'avait aucun bouton dartreux : une croûte superficielle, d'une très-petite étendue, se faisait encore remarquer sur l'une des mains de son frère ; elle disparut après le huitième jour de traitement, qui fut le même, pour tous les deux, que celui qu'ils avaient fait l'année précédente.

M. et Melle. P*** étaient bien portans l'un et l'autre, et entièrement délivrés de toute tache dartreuse, après cette seconde saison. La manière dont les eaux agissent, excluait jusqu'à l'idée de répercussion de l'humeur dartreuse.

Obs. 2. Un notaire, âgé de 45 ans, atteint depuis plusieurs années d'une dartre à-peu-près de la même nature que celle dont je viens de parler, n'ayant éprouvé que peu de soulagement de différens traitemens qu'il avait faits, vint au Mont-d'Or en 1806.

Cet homme, d'un caractère triste et mélancolique, sujet depuis plusieurs années à un flux hémorroïdal irrégulier, avait le front entièrement couvert d'une plaque croûteuse, de laquelle il découlait, quand on en soulevait quelques points, une matière âcre et visqueuse. Il mangeait peu, éprouvait des flatuosités après le repas, et passait des nuits très-agitées.

Le traitement de ce malade fut à-peu-près semblable à celui dont j'ai parlé plus haut. Son état physique et moral fut considérablement amélioré. Le vingtième jour de traitement, il n'y avait plus de croûtes dartreuses sur le corps, et celle du front était reduite au tiers de sa surface; mais après de semblables améliorations, obtenues précédemment par différens remèdes, la maladie avait reparu. Les vestiges de la dartre faisaient craindre au malade que ses espérances ne fussent encore déçues.

Il revint au Mont-d'Or l'année suivante. Nulle éruption dartreuse ne s'était manifestée sur le tronc ni sur les membres, depuis son premier voyage aux eaux. Les hémorroïdes avaient flué abondamment à plusieurs reprises; cependant la surface et l'épaisseur de la croûte placée sur le front avaient augmenté de nouveau. Cette croûte fut réduite à deux ou trois boutons par l'effet du second traitement que le malade suivit au Mont-d'Or. La guérison paraissait presque complète: mais elle n'a pas été radicale.

Dartre miliaire.

Obs. 3. Un militaire, âgé de 32 ans, avait depuis dix-huit mois une dartre miliaire au scrotum. Le prurit qu'occasionnait cette dartre, dont la surface équivalait à celle d'un écu de six livres, empêchait le malade de dormir.

Ce militaire n'avait éprouvé, disait-il, aucune de ces maladies qui peuvent être suivies de dartres. Il prit les eaux et les bains tempérés pendant vingt-six jours. Les petites vésicules de la dartre s'élevèrent insensiblement, se desséchèrent et finirent par tomber en écailles. Le prurit et l'insomnie avaient cessé quand l'individu qui fait le sujet de cette observation quitta le Mont-d'Or.

Obs. 4. Une dame âgée de 28 ans, d'un tempérament bilioso-sanguin, ayant régulièrement ses menstrues, ressentait depuis deux ans des douleurs à la partie interne de la vulve. Ces douleurs augmentaient considérablement par l'exercice ; elles étaient plus vives pendant les temps secs et chauds, et devenaient intolérables par le contact des urines. Il y avait de légères excoriations d'où découlait un fluide ténu et très-âcre.

Les eaux, les bains tempérés et les injections furent prescrits à la malade ; l'abstinence du café et des alimens de haut goût, dont elle n'avait jamais voulu se priver, fut présentée comme une condition sans laquelle il n'y avait point de guérison à espérer : les eaux, secondées par le changement de régime, produisirent rapidement la diminution des symptômes, et bientôt après la dartre disparut. Cette dame s'est toujours bien portée depuis cette époque.

M. Peyrounet a réformé, dans le traitement de cette maladie par les eaux du Mont-d'Or, comme dans celui de beaucoup d'autres, l'abus monstrueux que l'on faisait des purgatifs. Les malades étaient purgés trois ou quatre fois dans le cours du traitement.

Une méthode aussi empirique était bien plus propre à produire des accidens fâcheux, et à troubler la marche toujours simple et uniforme de la nature, qu'à seconder l'action des eaux. On sait quelle sympathie existe entre les membranes muqueuses intestinales et la peau : sous ce rapport, les purgatifs peuvent réussir dans les maladies cutanées. Mais les employer quand on administre des eaux éminemment sudorifiques, n'est-ce pas chercher à établir, tout-à-la-fois, deux évacuations qui ne peuvent subsister ensemble ?

Abstraction faite de cet assemblage de médicamens, dont les effets se contrarient, n'a-t-on pas à craindre, en agissant ainsi, que la trop grande excitation de l'estomac et des intestins, n'appelle les dartres sur ces viscères ? La guérison des malades malgré une pareille pratique, confirmait de plus en plus l'efficacité des eaux. Les purgatifs ne sont plus associés à leur usage, à moins que les premières voies ne soient manifestement dans un état saburral.

CHAPITRE VI.

Du Rhumatisme musculaire chronique.

Le rhumatisme musculaire est aigu ou chronique. Les eaux du Mont-d'Or aggraveraient celui de la première espèce ; elles conviennent éminemment dans celui de la seconde, et dans les affections qui en dépendent.

Le rhumatisme musculaire chronique est caractérisé par des douleurs plus ou moins intenses qui se renouvellent pendant les temps froids et humides, et quelquefois, mais moins fréquemment, dans les temps chauds. Il n'y a ni rougeur, ni chaleur, ni gonflement à la peau. La fièvre n'accompagne pas cette maladie, qui a ordinairement son siége dans les muscles'; mais qui peut se porter sur les membranes fibreuses, sur divers autres tissus ou sur les viscères. Sa durée, son intensité, sa disparition et son retour varient singulièrement.

Les transitions du froid au chaud sont justement mises au nombre des causes qui produisent le rhumatisme musculaire. Il affecte principalement les habitans des montagnes; ceux qui vivent sur les bords des rivières, qui habitent des lieux bas et humides; ceux qui, après le travail ou des exercices violens, se couchent sur la terre.

Le rhumatisme chronique succède au rhumatisme aigu, ou bien il a lieu sans que les symptômes du premier se soient manifestés. Il est des malades qui éprouvent un froid glacial sur les parties affectées. Il semble que la circulation ne s'y fait qu'imparfaitement; les mouvemens sont gênés, les douleurs les rendent quelquefois impossibles. L'application des corps chauds calme souvent ces douleurs; ordinairement elles diminuent dans le lit; le toucher les rend plus vives; elles se dissipent en général après des sueurs plus ou moins abondantes, ou des urines critiques. Je l'ai vu plusieurs fois diminuer ou cesser après une éruption dartreuse.

Le rhumatisme est général, partiel ou local, simple ou compliqué. Il peut déterminer des tumeurs qui simulent les exostoses, produire l'atrophie et même la paralysie des membres affectés, la fièvre hectique, etc.

Rhumatisme musculaire chronique, affectant les membres abdominaux.

Obs. 1re. Un cultivateur, jeune et d'une forte constitution, ressentait depuis trois ans des douleurs rhumatismales dans les membres abdominaux. Ces douleurs, plus ou moins vives, laissaient de longs intervalles dans les premiers temps de la maladie; elles se renouvelaient par les variations atmosphériques, et devinrent presque continuelles pendant la troisième année. Les cuisses et les jambes avaient maigri, et le malade pouvait à peine se soutenir sans bâton. Tout faisait craindre l'atrophie et la paralysie.

Les bains, les douches et les eaux du Mont-d'Or furent conseillés et employés en 1805. Pendant les premiers jours du traitement, qui dura trois semaines, il parut des sueurs très-copieuses : les douleurs se calmaient dans le bain et augmentaient quelques heures après l'émersion. Au douzième jour elles avaient beaucoup diminué.

Les suites de ce traitement furent très-heureuses. Le malade revint au Mont-d'Or en 1806 , et en repartit complètement rétabli.

Obs. 2. Un colporteur, d'une forte constitution, et dans la vigueur de l'âge, avait ressenti depuis trois ans des douleurs de rhumatisme sur tout le tronc. Ces douleurs, devenues plus intenses depuis six mois, forçaient le malade à se tenir, sans pouvoir se redresser, dans une position telle que le tronc formait un angle presque droit avec les membres abdominaux. L'appétit, les forces et l'embonpoint s'étaient conservés.

Les eaux furent administrées en bains, en douches et en boisson. Le malade sua beaucoup et fut grandement soulagé après le quatrième bain ; son corps se redressa après le cinquième ; il n'éprouvait plus de douleurs, et il paraissait bien rétabli quand il partit du Mont-d'Or. Son traitement ne dura que dix jours.

Obs. 3. Une femme des environs de Montbrison, âgée de 38 ans, d'une haute stature, bien menstruée, tourmentée depuis plus de cinq ans par un rhumatisme occupant presque toute la surface du

tronc, arquée depuis dix mois, comme dans l'opis-
thotonos, vint au Mont-d'Or en 1807. Les douleurs
n'avaient pas entièrement cessé ; mais le corps
avait repris son attitude naturelle, et la malade
exécutait à volonté les mouvemens de flexion en
avant et en arrière après le dix-septième jour du
traitement. Tout porte à croire que la cure a été
complète ; je ne l'assure cependant pas ; je n'ai
plus revu la malade.

Contracture des membres.

Obs. 4. « Un laboureur âgé de plus de 60
ans, tout contrefait par des rhumatismes, avait
le corps plié en deux, et ne pouvait rester pendant quelque temps dans la même situation, ni
faire le moindre mouvement, sans ressentir des
douleurs très-aiguës. Dès qu'il fut arrivé au Mont-
d'Or, il se fit transporter dans le bain de César,
sans aucune préparation : il prit un bain d'une
demi-heure, et ne sua ce premier jour-là que mé-
diocrement. Le second et le troisième jour, il sua
davantage, et commença à mouvoir ses bras et
ses jambes sans ressentir de douleur ; enfin cette
guérison fut si rapide, qu'au sixième bain, je le
vis sortir, s'habiller lui seul, et marcher à l'église.
Il avait prodigieusement sué la nuit précédente,
et n'avait point eu d'autre évacuation. Il continua
encore à prendre les bains, et je le laissai, en par-

tant , dans un aussi bon état que pouvait être un homme de cet âge. J'appris de lui-même qu'il y avait plus de dix ans qu'il était tourmenté de rhumatismes ; qu'après avoir essayé inutilement un grand nombre de remèdes , il avait résolu de n'en plus prendre aucun , et de vivre à sa manière ordinaire; que depuis deux ans ses douleurs avaient augmenté au point qu'il s'était déterminé à venir au Mont - d'Or , et qu'il n'avait suivi aucun régime particulier dans le cours de ses bains (1). »

Obs. 5. J. P***, cultivateur, âgé de 5o ans, était dans le même état que le malade dont parle M. Lemonnier. Il fut entièrement rétabli en 18o3, après s'être baigné quatorze fois dans le Grand-Bain.

Rhumatisme chronique du canal intestinal.

Obs. 6. Mme. de P***, d'un tempérament sanguin , bien menstruée , n'ayant jamais eu de maladie cutanée ni de rhumatisme extérieur , était sujette depuis cinq ans à des douleurs intestinales, qui revenaient à diverses époques. Ces douleurs survenaient tout à coup : quelquefois elles étaient atroces ; leur durée variait singulièrement. Les saignées , les vésicatoires , les an-

____

(1) M. Lemonnier, Mém. de l'acad. des sciences. an. 1774. p. 168.

tispasmodiques , les bains , les toniques , etc. ,
avaient été tour à tour et inutilement employés ;
rien ne calmait la malade que l'application de
corps très-chauds sur les parois de l'abdomen. Aux
serviettes fortement chauffées , qui ne procuraient
plus de soulagement , on avait substitué des tuiles
de brique , cousues dans un sac de toile ; on les
appliquait sur le bas-ventre , après les avoir fait
chauffer. Ce moyen devenu insuffisant , Mme. de
P*** s'exposait à un grand feu , et en supportait
l'action pendant un temps qui paraîtrait incroyable
aux personnes qui ne savent point ce que peuvent,
sur l'économie, l'empire de l'habitude et la réaction
des forces vitales.

Les douleurs n'étaient pas accompagnées de
fièvre ; elles ne troublaient point la digestion ; la
malade présentait cette couleur et cet embonpoint
qui sont ordinairement les signes d'une bonne
santé. Tel était à-peu-près son état , quand elle
vint au Mont-d'Or , en 1807.

L'absence de la fièvre et de tous les symptômes
qui caractérisent les affections hystériques, le calme
qui résultait de l'action d'une forte chaleur , etc. ,
me firent penser que les eaux seraient utiles à la
malade. Pendant trois jours elle prit des bains à
35 , puis à 40 degrés de température. Le quatrième jour, elle se baigna dans une des cuves du

Grand-Bain. L'immersion durait ordinairement douze ou quinze minutes ; elle était suivie d'une sueur abondante.

Le septième jour , Mme. de P*** souffrait beaucoup lorsqu'on la porta au bain. Les douleurs furent calmées en cinq ou six minutes. Cette circonstance augmenta l'espoir du succès.

Pendant un mois après son départ, Mme. de P*** éprouva des douleurs intestinales aussi rapprochées et aussi fortes qu'avant qu'elle eût pris les eaux. Bientôt leur violence diminua : elles ne revinrent plus aussi souvent, et cessèrent enfin complètement.

Mme. de P*** reprit les eaux en 1808. Elle s'était constamment bien portée depuis huit mois. Sa guérison a été aussi parfaite qu'elle est durable.

Rhumatisme chronique fixe de l'estomac.

Obs. 7. Mme. M***, de Paris, s'était plaint, dès son enfance, de faiblesse à l'estomac. Elle fut mariée très-jeune, et, à l'âge de 26 ans, elle avait déjà allaité cinq enfans. Bien loin que l'allaitement augmentât la faiblesse de l'estomac, Mme. M*** observa que, pendant qu'elle nourrissait ses deux derniers enfans, elle avait plus d'appétit, digérait mieux et prenait de l'embonpoint. Durant sa dernière grossesse , elle avait éprouvé des douleurs dans l'une des cuisses : ces douleurs, dont l'intensité, la durée et le retour variaient, étaient quelquefois assez vives pour empêcher la malade de marcher ; le repos et la chaleur les modéraient. A l'âge de 27 ans et demi, après le dernier allaitement, l'estomac devint douloureux ; la malade perdit l'appétit et les forces ; à peine mangeait-elle trois onces de pain dans la journée, et cette petite quantité d'alimens occasionnait une longue et fatigante éructation. Le toucher sur la région épigastrique augmentait la douleur. Le chagrin, un bruit un peu fort et inattendu, produisaient le même effet ; et au rapport de la malade, c'est par l'estomac qu'elle sentait et qu'elle entendait. Les menstrues étaient régulières : il n'y avait point de fièvre ; mais quand les douleurs étaient fortes, Mme. M*** ressentait un frisson général. Il est essentiel d'observer que la douleur de la cuisse ne s'était plus fait sentir depuis les maux d'estomac, et que ce viscère faisait bien ses fonctions, si quelque point de la surface du corps devenait douloureux.

Les antispasmodiques, les amers, les sucs d'herbes, les vésicatoires aux bras, successivement employés, avaient paru plus nuisibles qu'utiles.

Trois ans après le début de cette affection, qui faisait toujours des progrès, on conseilla les eaux du Mont-d'Or. La malade les prit en boisson et en bains d'abord tempérés , puis à 42 degrés. Pendant la durée du traitement , toute la surface du corps fut couverte d'une douce et abondante moiteur. Les douleurs diminuèrent beaucoup. Mme. M*** recouvra l'appétit , les forces et la faculté de digérer sans éructation. Elle était très-soulagée quand elle quitta les eaux. Depuis ce moment, l'estomac s'est fortifié de plus en plus. L'année suivante, 1809, Mme. M*** ne pouvant retourner au Mont-d'Or, prit les eaux transportées ; elle en éprouva de bons effets. Cette dame ressent encore de temps en temps des douleurs vagues qui sont manifestement de nature rhumatismale. Pour les détruire , et sur-tout pour empêcher qu'elles ne se portent de nouveau à l'estomac, je regarde comme indispensable un second voyage au Mont-d'Or.

Rhumatisme de la vessie urinaire.

Obs. 8. Un gendarme , âgé de 59 ans, sujet à des douleurs rhumatismales qui se faisaient sentir le plus souvent dans les lombes ou dans les cuisses, éprouva , dans le mois de février , à la suite d'une course très-fatigante , faite pendant un temps pluvieux , une vive douleur à la région hypogastrique : il avait des envies fréquentes d'uriner , et chaque fois il ne rendait que quelques gouttes d'urine dont le passage exaspérait les douleurs. La nuit suivante les accidens augmentèrent d'une manière effrayante. Le médecin qui fut appelé, conseilla les bains et des tisanes adoucissantes alternées avec des boissons apéritives. Les douleurs ne cédant pas à ces moyens, on eut recours à la saignée, qui ne produisit aucun soulagement. La vessie formait une saillie très-douloureuse au toucher ; à peine le malade rendait-il quelques cuillerées d'urine dans la journée. On le sonda : l'introduction de la sonde ne présenta aucune difficulté jusqu'au col de la vessie ; mais, arrivé à ce point, on eut beaucoup de peine à la faire pénétrer dans ce viscère. Lorsqu'on ne put douter de son entrée, on ne fut pas peu surpris de ne voir couler que quelques gouttes d'urine. Le plus petit mouvement imprimé à la sonde occasionnait des souffrances intolérables. Imaginant que quelques mucosités obstruaient ses ouvertures, on essaya de la déboucher avec le mandrin, ou en aspirant à l'aide d'une petite seringue bien adaptée à son pavillon. Rien ne réussit : enfin on la retira. Le malade fut remis dans le bain qui, au lieu de diminuer les douleurs, paraissait les aggraver. Au bout de quelques heures, il fut sondé de nouveau ; au lieu d'une sonde de gomme élastique, on en passa une d'argent. Le col de la vessie présenta encore plus

19

d'obstacles que la première fois ; quelques gouttes d'urine , d'une couleur rougeâtre , s'écoulèrent. Le bec de la sonde tourné en haut, on chercha , en imprimant un mouvement de bascule à cet instrument , à soulever les parois de l'abdomen , pendant que l'un des doigts de l'opérateur correspondait au point que l'on soulevait. On eut le sentiment d'une épaisseur démesurée entre le bec de la sonde et le doigt placé sur l'abdomen. Cependant ces divers mouvemens causaient des douleurs inexprimables. On pensa que la tuméfaction ou le boursouflement des parois de la vessie occasionnait seul la tension de la région hypogastrique.

L'idée que le rhumatisme pourrait s'être porté sur la vessie , détermina à l'application d'un vésicatoire camphré à la cuisse. Malgré tous les moyens employés , les douleurs persistèrent presque toujours avec la même violence pendant vingt-trois jours. Enfin elles se modérèrent un peu : les urines devinrent moins rares ; elles étaient troubles et mêlées de beaucoup de mucosités.

Trois mois après le début de cette maladie, ce gendarme n'était pas encore rétabli ; il était faible et très-maigre , et rendait des urines toujours troubles et muqueuses. On lui conseilla les eaux du Mont-d'Or; il les prit dans le mois d'août 1806.

Les bains d'abord tempérés , et puis à 42 degrés , furent joints à l'usage des eaux. Peu de temps après ce traitement , qui dura vingt – deux jours , le malade se trouva beaucoup mieux ; les forces et l'appétit étaient revenus, et en octobre il reprit son service. Dans l'hiver de 1806 à 1807[e], il éprouva de nouveau la même affection , mais les accidens furent moins longs et moins graves : ce qui le tourmenta le plus dans cette rechute, ce furent des douleurs très-vives à la région du pubis. Les urines étaient chargées de mucosités long - temps même après la cessation des symptômes principaux.

Ce gendarme revint au Mont–d'Or en 1807 , et en repartit très-soulagé. Depuis ce temps , il a constamment porté de la laine sur la peau , et s'est retiré du service. Deux ans se sont écoulés sans qu'il ait ressenti ni catarrhe vésical , ni douleurs de rhumatisme.

Rhumatismes avec grosseurs simulant des exostoses.

Obs. 9. M. C****, militaire retiré, âgé de 45 ans, d'une bonne constitution , n'ayant jamais eu de maladie vénérienne , fut saisi tout-à-coup de douleurs vives dans le bras et la jambe gauches. Les points douloureux ne présentaient, au commencement de la maladie, ni tumeur ni rougeur ; les variations de température et la chaleur du lit aggravaient l'état du malade ; l'insomnie était opiniâtre. Il vint au Mont-d'Or en 1807, trois mois après le début de sa maladie. On remarquait deux tumeurs qui simulaient des exostoses ; l'une, du volume d'une aveline, placée près de l'insertion du tendon du deltoïde ; l'autre, plus étendue et plus élevée, au tiers supérieur et interne du tibia. Le moindre mouvement rendait les douleurs du bras intolérables ; le malade le portait en écharpe. La jambe était beaucoup moins douloureuse, et M. C**** pouvait marcher.

Il prit les eaux et les bains pendant seize jours.

Les trois premiers jours, suspension des douleurs pendant les dernières minutes du bain ; peu de sueurs, urines troubles et sédimenteuses.

Le cinquième, douleurs portées au point d'occasionner des défaillances. Le soir on donna une potion calmante qui diminua leur intensité, mais sans procurer de sommeil.

Le septième, sueur très-abondante à l'issue du bain ; douleurs moins intolérables pendant la nuit. La transpiration se soutint pendant la durée du traitement. Le malade quitta le Mont-d'Or sans soulagement apparent. Vingt jours après son départ il souffrit beaucoup moins, et bientôt il put se servir du bras malade comme de l'autre. Il retourna au Mont-d'Or en 1808 ; les douleurs avaient complètement cessé, mais les tumeurs n'avaient point diminué.

Rhumatisme fibreux chronique.

Obs. 10. M. P***, âgé de 49 ans, d'une forte constitution, passant tour-à-tour d'une vie sédentaire à de grandes occupations, avait ressenti, depuis plusieurs années, de vives douleurs à la tête. Ces douleurs qui, dans le principe, se portaient successivement sur les différentes régions de cette partie, se concentrèrent, pendant l'hiver de 1804, sur la ligne que l'on tirerait de la tubérosité occipitale à la racine du nez, en suivant la suture sagittale. Le malade comparait les douleurs qu'il ressentait à celles qu'occasionnerait un déchirement lent et continuel ; souvent elles se fixaient à la racine du nez, et produisaient des souffrances semblables à celles qui résulteraient d'un coup de stylet. La vue était sensiblement affaiblie ; néanmoins la transparence des humeurs n'était pas altérée et l'iris se contractait bien. On ne remarquait ni gonflement, ni rougeur, ni chaleur sur les points douloureux. Le malade était sans fièvre ; les douleurs augmentaient le soir.

M. P*** prit les eaux, les bains et plusieurs douches sur la tête, en 1805. Les douleurs furent moins vives l'hiver suivant. Il fit le même traitement en 1806 : le rhumatisme ne se fit plus sentir ; les yeux reprirent leur force naturelle.

Trois mois après, M. P*** fut atteint d'une colique qui le fit souffrir cruellement pendant huit jours consécutifs. Des douleurs très-aiguës se portaient tantôt sur le sacrum, tantôt sur la crête de l'os des îles. Les urines devinrent sanguinolentes, et l'émission de plusieurs graviers termina cette maladie.

Depuis cette époque jusqu'en 1810, la néphrite s'est manifestée au moins huit ou neuf fois, accompagnée de douleurs plus ou moins intenses, et toujours terminées par l'issue d'un ou de plusieurs graviers.

La néphrite doit-elle être considérée comme une maladie qui serait survenue abstraction faite de la première ? ou bien est-ce à la cessation de celle-ci, et à une crise incomplète, qu'il faut attribuer la seconde ?

Rhumatisme fibreux suivi d'atrophie.

Obs. 11. L. M** éprouvait, depuis deux ans et demi, à divers intervalles, des douleurs rhumatismales dans la cuisse gauche. Il comparait ces douleurs à celles qu'occasionnerait la dilacération presque continuelle du pourtour de la cuisse.

L'emploi successif de différens remèdes n'avait point modéré les souffrances; la cuisse affectée avait considérablement maigri.

Les eaux, les douches et les bains furent ordonnés et mis en usage dans le mois de juillet 1805. Le malade suait beaucoup à la suite de chaque bain : il souffrait peu pendant l'immersion. Les douleurs furent beaucoup plus vives pendant les cinq premiers jours du traitement, et diminuèrent ensuite. Elles subsistaient encore lorsque le malade partit du Mont-d'Or : il y avait demeuré vingt-deux jours.

L'année suivante, L. M*** revint au Mont-d'Or : il me dit qu'un mois après avoir quitté les eaux, il s'était trouvé très-soulagé. Trois saisons ont été nécessaires pour son rétablissement. La cuisse n'a pas tout-à-fait repris son premier volume.

Rhumatisme fibreux, guéri à la suite d'une éruption dartreuse.

Obs. 12. Mme. D^v** s'était toujours bien portée jusqu'à l'âge de 47 ans. A cette époque, elle ressentit à la cuisse gauche des douleurs, d'abord supportables; bientôt elles s'accrurent tellement, que la malade ne pouvait marcher qu'à l'aide d'un bâton. Elle éprouvait un sentiment de dilacération sur la partie supérieure de la cuisse; la douleur

était presque continuelle ; la chaleur ne l'adou-
cissait point. Des remèdes variés n'avaient apporté
aucun soulagement. Mme. D*** vint au Mont-d'Or
en 1809.

Elle y prit les eaux en boisson, les bains d'abord
mitigés et puis à 43 degrés. Le septième jour de
traitement, il survint une éruption dartreuse sur
la face palmaire des avant-bras. La peau présentait de larges plaques rouges et boutonneuses ; elle
était dure, épaisse et rugueuse.

Dans la nuit du huitième au neuvième jour,
une éruption de même nature couvrit tout le côté
externe de la cuisse malade, et dès-lors les douleurs cessèrent comme par enchantement.

Mme. D** prit encore deux bains et continua les
eaux jusqu'au quinzième jour. A son départ, je lui
recommandai de faire usage de quelques remèdes
propres à entretenir l'énergie vitale de la peau.

Obs. 13. M. de L*** se plaignait, depuis deux
ans, de douleurs fixes dans la cuisse gauche. Ces
douleurs, d'abord peu vives et passagères, se renouvelaient chaque fois que le temps changeait :
elles étaient plus fortes la nuit que le jour ; les
chaleurs de l'été les exaspéraient d'une manière
très-marquée.

En 1807, M. de L** vint au Mont-d'Or. Son tem-

pérament lymphatique , son embonpoint , l'absence de tout symptôme nerveux et la nature de
la maladie, me firent penser qu'il n'était pas nécessaire de le préparer par des bains tempérés aux
bains chauds ; il prit ces derniers avec les eaux.
Il ne se présenta rien de remarquable pendant les
premiers jours : le huitième, il parut une éruption dartreuse sur la face interne et supérieure de
la cuisse affectée : cette éruption fut suivie de la cessation complète des douleurs. M. de L** continua
son traitement jusqu'au vingtième jour, et partit
alors du Mont-d'Or. La cuisse était parfaitement
libre , mais la dartre subsistait. Je n'ai plus revu
ce malade.

*Rhumatisme chronique général avec amaigrisse-
ment de tout le corps.*

Obs. 14. Un cultivateur âgé de 53 ans, d'un tempérament mélancolique , avait ressenti , dès l'âge
de vingt ans, des douleurs rhumatismales, d'abord
vagues et passagères , et ne l'empêchant point de
vaquer à ses travaux ordinaires. Parvenu à sa
quarantième année, ces douleurs , que chaque
hiver avait insensiblement aggravées, se portèrent
sur tout le corps. Le malade perdit le sommeil et
l'appétit, et devint très-maigre et très-faible. A
50 ans, les bras conservaient à peine assez de force

pour mouvoir les béquilles sans lesquelles ce cultivateur ne pouvait marcher.

Il prit les eaux du Mont-d'Or pendant deux saisons consécutives. La peau ne faisait aucune fonction, et paraissait comme frappée de mort. Une immersion de trois quarts d'heure dans le Grand-Bain altérait à peine le pouls; la figure ne se colorait pas. Je le fis baigner plusieurs fois dans le bain de César. J'ignore si après son départ du Mont-d'Or son état s'est amélioré; mais il n'avait obtenu aucun soulagement quand il quitta les eaux en 1809.

Obs. 15. M. de L***, homme d'une stature grêle, d'un tempérament mélancolique, épuisé par de longues fatigues, ayant éprouvé de grands revers de fortune, se plaignait de douleurs vagues et profondes, qui le plus souvent se portaient à l'articulation du bras droit avec l'épaule.

Ce malade avait subi deux traitemens mercuriels; et la manière dont ils avaient été faits, ne permettait guère de croire que la cause qui les avait nécessités fût entièrement détruite. Il vint au Mont-d'Or en 1806. L'état de faiblesse où il se trouvait s'aggravait tous les jours par la violence des douleurs, par la perte absolue de l'appétit, par la fièvre, et par de fréquentes pollutions nocturnes.

Tant de causes manifestes de destruction réunies dans un individu déjà très-faible, ne laissaient que très-peu d'espoir de guérisou.

Je lui fis prendre les eaux, les bains tempérés, et la douche, tantôt sur la colonne vertébrale, tantôt sur le bras : le malade pouvait à peine la supporter quelques minutes sur cette dernière partie. Ces remèdes ne produisirent aucun effet sensible. Deux mois après son départ du Mont-d'Or, M. de L*** tomba dans le marasme, et il mourut hydropique.

CHAPITRE VII.

Rhumatisme articulaire ou goutteux.

Les causes occasionnelles du rhumatisme articulaire ou goutteux, sont à-peu-près les mêmes que celles du rhumatisme musculaire et du rhumatisme fibreux : il est aigu ou chronique. Les bains aggraveraient infailliblement celui de la première espèce. Le second peut survenir à la suite du premier. Souvent il se manifeste sans être précédé ni accompagné d'un symptôme inflammatoire distinct; quelquefois il est la crise d'une autre maladie. Les articulations en sont le siége le plus ordinaire; il en attaque une ou plusieurs à-la-fois.

Le gonflement qu'il occasionne est susceptible de déplacement, et les douleurs qu'il provoque ne sont jamais aussi vives que dans le rhumatisme aigu.

M. de Brieude dit « que les bains du Mont-d'Or font de très-mauvais effets dans les rhumatismes goutteux (1). » Je ne sais ce qui peut avoir engagé ce praticien à proscrire ces bains d'une manière aussi formelle dans cette maladie. A son expérience, j'opposerai l'expérience de M. Peyronnet, qui les a constamment employés, avec le plus grand succès, dans le rhumatisme goutteux non inflammatoire, et dans les affections qui en dépendent. Si les eaux du Mont-d'Or ne guérissent pas radicalement le rhumatisme goutteux, au moins éloignent-elles ses retours et dissipent-elles les fausses ankyloses, la faiblesse, le commencement d'atrophie, et beaucoup d'autres désordres auxquels il peut donner lieu.

Le traitement de cette maladie exige de la circonspection et une connaissance détaillée et approfondie de l'état du malade. L'usage des eaux en boisson et des bains tempérés doit précéder celui

---

(1) Observations sur les eaux thermales de Bourbon-l'Archambault, de Vichy et du Mont-d'Or.

des bains chauds. La douche, qui contribue si puissamment à la résolution des gonflemens articulaires, ne doit pas être employée si ces gonflemens causent des douleurs aiguës, même dans l'état de repos, et s'il y a irritation ou faiblesse relative de quelque viscère : une méthode contraire pourrait déterminer des métastases. Abstraction faite de ces contre-indications, je la prescris avec sécurité, et de nombreuses observations m'en garantissent l'efficacité ainsi que celle des bains.

Rhumatisme goutteux chronique.

Obs. 1. B. V***, maître de poste à Saint-Chamant, âgé de 49 ans, sujet depuis long-temps à une affection rhumatismale goutteuse, avait perdu depuis sept mois la faculté de marcher. Des gonflemens, indolens pendant le repos, occupaient les articulations des genoux et des pieds : ceux-ci étaient tellement tuméfiés, que le malade ne pouvait porter que des bas très-larges. Il n'y avait point de fièvre; l'appétit et le sommeil étaient bons.

B. V*** prit quelques bains tempérés, puis les bains à 42°, les eaux à la dose de cinq verres chaque matin, et la douche sur les parties affectées.

Des sueurs abondantes s'établirent sur toute la surface du corps : le malade put marcher après le septième jour de traitement. En quatorze jours, les engorgemens articulaires disparurent, et le rétablissement fut complet. V*** comptait si peu sur une guérison aussi prompte, qu'il n'avait pas porté de souliers au Mont-d'Or.

Obs. 2. M. L***, étudiant, âgé de 19 ans, avait eu depuis huit mois une attaque de rhumatisme goutteux, qui avait laissé sur la partie latérale externe du genou droit, un gonflement peu volumineux, mais se prolongeant sur le tendon du biceps crural : la jambe formait un angle obtus avec la cuisse. Immédiatement après la première douche et le premier bain, qui furent administrés le 5 août 1807, M. L*** put étendre et mouvoir la jambe comme avant l'affection qui l'avait conduit au Mont-d'Or ; il quitta ses potences, et passa une partie de la journée à la promenade. Le gonflement fut entièrement dissipé après le dixième bain.

Gonflemens articulaires survenus à la suite de la dyssenterie.

Obs. 3. La dyssenterie épidémique qui régna en l'an 12 dans le département de la Corrèze, se terminait quelquefois par des gonflemens sur plusieurs articulations. J'ai vu au Mont-d'Or, en 1805, trois personnes atteintes de pareils gonflemens à la suite de cette maladie : les articulations des doigts, des genoux, des pieds et des orteils étaient attaquées. Deux de ces malades ne quittèrent le Mont-d'Or qu'après y avoir déposé leurs potences ; le troisième ne fut complètement rétabli qu'en 1806.

Rhumatisme goutteux fixé sur les vertèbres lombaires.

Obs. 4. Une dame de Niort, âgée de 28 à 30 ans, bien menstruée, d'un tempérament lymphatique, habitant une maison humide, était sujette depuis plusieurs années à des douleurs rhumatismales, qui se fixèrent sur les lombes : il était survenu des nodosités entre les apophyses épineuses des vertèbres lombaires. La malade avait le corps à demi fléchi en avant, et la faiblesse des membres abdominaux en faisait craindre la paralysie. Le moindre mouvement exaspérait les douleurs, et rendait, ainsi que la faiblesse, la progression impossible ou très-difficile sans secours étranger. Le caractère de cette dame, naturellement très-doux, était aigri par la continuité des souffrances : l'inefficacité des nombreux remèdes qu'elle avait faits, ne lui laissait que très-peu d'espoir de guérison.

Pendant quinze jours, elle prit les douches sur la colonne vertébrale, les bains d'abord tempérés, puis à 42°, et les eaux du Mont-d'Or. La douche ne pouvait être supportée que quelques minutes à cause de l'augmentation de douleurs qu'elle occasionnait : l'estomac, très-faible quand la malade vint au Mont-d'Or, faisait beaucoup mieux ses fonctions lorsqu'elle en repartit; elle ne paraissait pas avoir éprouvé d'autre soulagement.

Un mois après son retour, elle se sentit plus forte; les douleurs diminuèrent, et cessèrent bientôt complètement; les nodosités disparurent; enfin la malade fut presque totalement rétablie. Elle revint au Mont-d'Or en 1808 : cette seconde saison acheva sa guérison.

Obs. 5. Un gendarme d'Aurillac, âgé de 42 ans, que des gonflemens douloureux aux articulations des genoux et des pieds empêchaient de marcher depuis onze mois, déposa ses potences au Mont-d'Or, en 1805, et en partit bien guéri, après y avoir pris les eaux, les bains et les douches pendant quatorze jours : une amélioration sensible s'était manifestée dès le cinquième jour du traitement.

Obs. 6. Un cultivateur des environs de Clermont, âgé de 28 ans, atteint d'une affection de même nature au genou droit, fut guéri au Mont-d'Or en 1796, après un traitement de quinze jours. Il retourna chez lui à pied, tandis qu'auparavant il ne pouvait marcher qu'à l'aide d'un bâton. Depuis ce temps, le rhumatisme n'a plus reparu.

Rhumatisme goutteux chronique survenu à la suite du rhumatisme goutteux aigu.

Obs. 7. Dans le mois d'août 1808, M. B**, âgé de 59 ans, d'un tempérament sanguin et mélancolique, fut atteint d'une fièvre adynamique-ataxique qui dura trente-trois jours, et qui se termina sans crise apparente. La santé paraissait bien rétablie ; néanmoins M. B** ressentait de temps en temps du malaise et de la faiblesse. Au commencement de mai 1809, il éprouva des douleurs vagues, plus de faiblesse qu'à l'ordinaire, du dégoût pour les alimens : il survint un frisson général, la fièvre s'alluma, les urines devinrent rouges et sédimenteuses ; l'articulation du bras gauche se gonfla, une douleur aiguë s'y fit sentir et suspendit les mouvemens du bras. La peau était sèche et aride, et le ventre serré. On donna une tisane laxative, et l'on appliqua alternativement des fomentations et des cataplasmes émolliens sur la partie tuméfiée. Le cinquième jour, un gonflement de même nature parut à l'articulation du pied gauche ; le coude ne fut pas dégagé. Le douzième, des douleurs très-aiguës, mais sans gonflement, occupèrent l'épaule du même côté. Le dix-septième jour, le côté droit, qui jusqu'alors était resté libre, commença à participer à la maladie. Le genou droit se gonfla, devint rouge et douloureux. Quelques jours après, toutes les articulations furent prises, ainsi que les vertèbres cervicales. La fièvre continuait ; elle redoublait tous les soirs ; les urines étaient toujours rouges et sédimenteuses. Le vingt-deuxième, le malade fut pris d'une céphalalgie extrêmement violente : cette céphalalgie n'ayant point diminué le soir, on appliqua des sinapismes aux jambes ; ils produisirent un bon effet.

Dans cet intervalle, des sueurs partielles s'étaient manifestées, tantôt sur une partie, et plus particulièrement sur le côté gauche, tantôt sur l'autre ; mais elles duraient peu et n'apportaient aucun soulagement. La nature parut aussi vouloir diriger ses efforts du côté du ventre ; mais quoiqu'on cherchât à la seconder, deux ou trois selles liquides qui étaient survenues furent suivies de constipation. La peau était aride ; le malade ne dormait point, ne prenait que très-peu d'alimens, souffrait toujours beaucoup ; il était très-faible et très-maigre.

Les choses restèrent dans cet état jusqu'à la fin de juin : seulement une articulation désenflait pendant quelques jours, devenait moins douloureuse, et revenait bientôt après au même état. La peau qui recouvrait les articulations paraissait frappée de mort à mesure que les gonflemens passaient de l'état aigu à l'état chronique. La fièvre avait pris un caractère hectique; la figure était jaune et décomposée, les yeux caves; rien ne faisait espérer que la nature pût faire un effort salutaire; le dégoût pour les remèdes était invincible. A peine pouvait-on faire prendre au malade quelques cuillerées d'un vin généreux, et un peu de décoction de quinquina.

Dans un état aussi grave, M. Peyronnet et moi nous pensâmes que les bains et les eaux du Mont-d'Or étaient le remède sur lequel on pouvait le plus compter: mais comment y transporter un malade réduit à l'immobilité la plus absolue, et que l'on ne pouvait changer de lit, quelques précautions que l'on prît, sans lui occasionner des douleurs insupportables. Le voyage fut arrêté : on plaça le malade dans une grande litière où il était couché. Les adieux qu'il fit à sa nombreuse famille éplorée, aux lieux qui l'avaient vu naître, son état sur-tout, donnaient bien plus à ce transport l'air d'un convoi funèbre, que celui d'un voyage qui permît quelque espoir de retour.

Deux jours après son arrivée au Mont-d'Or, ou

mit le malade dans un bain d'eau thermale à 36° : il y resta une demi-heure et but deux verres d'eau de la Magdelaine. Le lendemain la température du bain fut de 37°, et sa durée de trois quarts d'heure : on donna trois verres d'eau. Le malade se trouva bien dans l'eau : il y sua beaucoup ; la sueur continua pendant une heure après le bain. Outre les eaux et les bains, je faisais administrer un verre et demi de décoction de quinquina tous les soirs, une heure avant le retour du redouble-ment. L'épiderme commença à s'écailler le qua-trième jour ; le cinquième, une vive démangeaison se fit sentir sur toutes les articulations tuméfiées ; le septième, le bain fut porté à 40°, et les eaux à quatre verres. Le malade eut peu de fièvre dans la soirée du neuvième ; la nuit fut bonne ; il trans-pira beaucoup : les urines furent naturelles le len-demain, et l'appétit bien prononcé. Le onzième, le malade reprit l'usage des bras et des mains ; il put manger sans secours étranger. Le quatorzième jour, je le trouvai assez fort pour être transporté au Grand-Bain : il y prit un bain de dix minutes qui le fit beaucoup transpirer. Chaque jour on apercevait une diminution notable des gonfle-mens ; il n'y avait plus de fièvre ; le sommeil et l'appétit étaient bons ; les forces revenaient ; le teint était changé en bien ; le malade commençait à se promener dans sa chambre : tout allait de mieux en mieux, quoique la saison très-pluvieuse nuisît beaucoup à l'efficacité des remèdes. M'étant aperçu le dix-septième et le dix-huitième jour qu'une très-courte immersion agitait beaucoup, je fis suspendre le traitement. Le malade partit du Mont-d'Or en pleine convalescence. Un mois et demi après, il y revint à cheval et y prit encore une dixaine de bains qui complétèrent sa guérison : il est aujourd'hui très-bien portant.

On ne doutera pas que je ne sois bien convaincu de l'efficacité des eaux du Mont-d'Or contre ces sortes de maladies, si j'ajoute que le malade qui fait le sujet de cette observation, est mon père.

CHAPITRE VIII.

Névroses.

Toutes les maladies qui dépendent de la lésion plus ou moins profonde de la sensibilité et du mouvement, sont comprises dans la classe des névroses.

C'est le plus souvent dans le cerveau ou dans

ses appendices , que cette lésion a son siége ; mais l'influence sympathique des autres viscères sur le cerveau , peut également donner lieu à ces désordres, qui ne sont pas moins nombreux que leur succession est quelquefois rapide et variée. Bordeu admet une paralysie stomacale : on remarque, dit-il , des femmes dont le cerveau est sain , devenir paralytiques des extrémités inférieures par l'effet d'une cause placée dans l'abdomen.

L'habitude des méditations profondes, les veilles opiniâtres , les grandes passions , les intempérances de toute espèce , sont mises au nombre des causes des affections nerveuses. Combien le luxe n'a-t-il pas contribué à répandre ces maladies ! aussi règnent – elles plus généralement dans les grandes villes que dans les campagnes.

Les altérations qui résultent des causes dont je viens de parler, ne se manifestent que lentement ; mais la peur , une joie excessive, les coups , les chutes , les commotions , des blessures légères en apparence , la présence des vers dans l'estomac , dans les intestins , l'action délétère de différentes substances sur l'économie, etc. , peuvent léser sur-le-champ la sensibilité et le mouvement.

Sous combien de formes les névroses ne se montrent-elles pas ! Quelles innombrables nuances, depuis le simple mouvement fibrillaire que l'on observe passagèrement sur quelques muscles , jusqu'à ces convulsions générales , effrayantes par les secousses imprimées aux membres ! Quelles différences entre la rapidité des mouvemens convulsifs que l'œil suit à peine , et la suspension ou l'abolition de la contractilité musculaire ! et pourtant l'intervalle qui sépare ces deux derniers états , est souvent bien peu considérable : ainsi la paralysie survient quelquefois à la suite des convulsions.

La durée , la suspension , le retour des douleurs nerveuses , ne varient pas moins que leurs causes et leur intensité. Ces variations se remarquent jusque dans la manière dont les malades expriment les angoisses qu'ils éprouvent ; et le rire sardonique , qui est toujours d'un si fâcheux augure , dénote quelquefois des douleurs plus atroces que ne le sont celles qui arrachent des pleurs ou des cris.

Les eaux du Mont-d'Or, comme toutes les sources minérales fréquentées , peuvent être utiles aux mélancoliques , aux hypocondriaques , etc. Quant à leurs propriétés médicinales intrinsèques , sans doute il est beaucoup d'affections nerveuses que ces eaux ne diminueraient pas ; et , pour ne parler même que des névroses de la locomotion , il en est que rien ne parviendrait à détruire (1) : mais celles

____

(1) Si cette proposition avait besoin d'être appuyée , il

de ces affections qui dépendent d'une atonie générale , celles qui se manifestent à la suite du rhuma-

---

suffirait de rappeler une observation recueillie par le savant professeur Chaussier.

Une brodeuse, âgée de 22 ans , était au commencement du neuvième mois de sa seconde grossesse. Depuis quelques semaines, elle était attaquée d'insensibilité et de paralysie des membres inférieurs. Divers accidens avaient précédé cette paralysie. L'accouchement s'opéra tout à coup et avec si peu de douleurs, que la femme ne s'en aperçut que par la déplétion de l'abdomen et les cris de l'enfant , qui était vigoureux et pesait près de cinq hectogrammes. La malade mourut dix jours après l'accouchement.

A l'ouverture du cadavre , on trouva , entre autres lésions, un kyste ovoïde, situé sur le côté droit des premières vertèbres du dos, qui, du bord de la deuxième côte, s'étendait à la quatrième , et avait à-peu-près neuf centimètres de long sur sept de large.

Ce kyste contenait un grand nombre de vers vésiculaires , diaphanes, ovoïdes et de différentes grosseurs ; quelques-uns avaient un volume de deux à trois centimètres : en examinant son fond et ses parois, on reconnut différens points d'érosion ou d'usure superficielle sur le corps de la troisième et quatrième vertèbre du dos. L'extrémité des côtes qui s'y articulent, présentait aussi le même mode d'altération. Entre la troisième et la quatrième côte, on vit une excavation large et profonde, qui gagnait la base de l'apophyse épineuse, et s'étendait dans l'épaisseur des muscles situés à la face spinale du dos. Au lieu d'être fermé par une membrane et du tissu graisseux, comme dans l'état ordinaire , le trou latéral droit

tisme , de la répercussion des dartres , de la gale ,
de la diminution ou de la suppression d'une excrétion ou d'une évacuation habituelle , peuvent être
traitées avec succès au Mont-d'Or.

NÉVROSES DES SENS.

Surdité.

Obs. 1. Un ancien officier , âgé de 45 ans ,
était devenu sourd. On ne connaissait point la
cause de cette infirmité. Les bains du Mont-d'Or ,

---

de la quatrième vertèbre qui donne passage à un des nerfs
dorsaux , était entièrement ouvert , et son diamètre assez
agrandi pour admettre l'extrémité du doigt et pénétrer
dans le canal rachidien. Le rachis fut ouvert dans une grande
étendue , et on y rencontra une douzaine de vers vésiculaires de différentes grosseurs, qui , de l'ouverture interverté-
brale , remontaient jusqu'à la hauteur de la première vertèbre du dos. Là, ils étaient entassés , attachés à la face externe de la méninge, et l'embrassaient circulairement comme
un anneau : dans cet endroit , la méninge était épaissie ,
compacte ; sa couleur était rougeâtre , ses vaisseaux capillaires engorgés , et elle formait une sorte de collet qui com-
primait le prolongement rachidien de l'encéphale , etc.

Cette observation très-intéressante , dont je ne donne
qu'un extrait , est consignée dans le procès-verbal de la distribution des prix faite aux élèves sages-femmes de la Ma-
ternité , le 29 juin 1807.

la douche sur la tête et sur les régions auriculaires , continués pendant quinze jours , n'apportèrent aucun soulagement. La maladie existait depuis six ans.

Obs. 2. Un jeune homme fut entièrement privé de l'ouïe à la suite d'une fièvre adynamique. Il se faisait par l'une et l'autre oreille un suintement puriforme. Le malade ressentait de temps en temps une vive douleur sur le sommet de la tête. Les eaux du Mont – d'Or ne changèrent point son état.

Obs. 3. Un étudiant en droit , âgé de 22 ans , fut atteint de surdité à l'oreille gauche , à la suite d'une affection catarrhale prolongée. Un suintement puriforme , plus ou moins abondant , s'échappait par le méat auditif. Cette surdité , qui avait resisté à plusieurs remèdes , fut dissipée par les bains et les douches du Mont – d'Or , en 1808.

Amaurose rhumatismale.

Obs. 4. Un homme de cabinet ressentait, depuis plusieurs années , une vive douleur à la tête , qui augmentait pendant les temps froids et humides.

Insensiblement la vue devint très-faible; le malade voyait toujours des mouches. L'œil gauche fut complètement paralysé. Les humeurs conservaient leur transparence, mais l'iris restait immobile, même lorsqu'il était frappé par une vive lumière.

Les eaux, les bains, et la douche dirigée tantôt sur le sommet de la tête, tantôt sur le front, et particulièrement sur le sourcil gauche, procurèrent un rétablissement complet en quatorze jours. J'ai appris qu'il n'y a pas eu de rechute.

Obs. 5. Une demoiselle, âgée de 23 ans, bien menstruée, éprouvait depuis cinq ans de violentes migraines, que son médecin regardait comme nerveuses. La vue commença à s'affaiblir à l'âge de 21 ans. Vésicatoires, antispasmodiques, cautère, séton à la nuque, etc., tout fut vainement mis en usage. La malade perdit entièrement la vue. Les remèdes qu'elle fit au Mont-d'Or ne lui procurèrent point de soulagement.

Obs. 6. M. Ch***, âgé de 29 ans, d'un tempérament lymphatique, ressentait, depuis quatre ans, des douleurs de tête ordinairement précédées et suivies de vertiges, d'éblouissemens et de tintemens d'oreilles. La cause de cette affection était inconnue. Insensiblement la contractilité des pupilles diminua ; la vue devint très-faible. On employa successivement les pédiluves, les purgatifs ;

on ouvrit des exutoires. Ces moyens produisirent momentanément de bons effets ; mais bientôt la vue s'affaiblit de nouveau ; l'emploi des mêmes remèdes fut infructueux.

Au printemps de 1805, le malade s'occupant un jour à disposer et à maintenir des branches de vigne sur la surface d'un mur élevé et bien blanchi, fut tout-à-coup entièrement privé de la vue. Ce qu'il regarda comme l'effet d'une illusion momentanée ne se dissipa point. Après quelques mois d'un traitement infructueux, M. Ch*** vint au Mont-d'Or, où il prit les bains, les eaux et les douches sur la tête, sur le front et sur la nuque. Le quatrième jour de traitement, l'iris exposé à la lumière se contractait sensiblement, et le malade distinguait quelques couleurs. Une amélioration aussi prompte faisait espérer un entier rétablissement ; mais le septième jour, la paralysie reprit sa première intensité, et le traitement continué pendant dix-huit jours ne produisit aucun effet sensible. Ce malade mourut quinze mois après l'apparition de cette paralysie.

NÉVROSES DE LA LOCOMOTION ET DE LA VOIX.

Névralgie.

On doit au célèbre professeur Chaussier, qui a si puissamment contribué à l'avancement des sciences physiologiques, des notions claires, exactes et précises sur ce genre de maladies. « La névralgie est, dit-il, une affection morbide d'un nerf, caractérisée par la nature de la douleur, qui est en même-temps vive, déchirante quelquefois, et surtout dans son commencement, avec torpeur ou formication, plus souvent avec pulsations, élancemens et tiraillemens successifs, sans rougeur, sans chaleur, sans tension ni gonflement apparent de la partie, qui revient par accès plus ou moins longs et rapprochés, souvent irréguliers, quelquefois périodiques ; différence qui établit la distinction des espèces de névralgies, en périodiques ou régulières, atypiques ou irrégulières. »

Cette affection, que l'on avait confondue avec d'autres maladies, avec le rhumatisme sur-tout, est beaucoup mieux connue depuis les recherches de M. Chaussier. Il a démontré que les nerfs en sont le siége.

La durée, l'intensité et le retour des accès de névralgie varient beaucoup. L'impression d'un air froid et humide ; la suppression ou la diminution d'un ancien écoulement ; la répercussion du rhumatisme, des dartres ; la lésion d'un filet nerveux, etc., sont en général les causes occasionnelles des névralgies. Cotunni pense que cette cause dépend d'une infiltration séreuse des nerfs.

Névralgie fémoro-poplitée.

Obs. 1. Une dame de Brives, âgée de 62 ans, était tourmentée depuis quinze mois par des douleurs qui, partant de l'échancrure ischiatique, se prolongeaient jusqu'à la malléole externe du même côté. La malade ne pouvait marcher depuis plus d'un mois, quand elle vint au Mont-d'Or. Elle avait perdu le sommeil et l'appétit. Je lui fis prendre les eaux en bains, en douches et en boisson. Elle ne ressentait point de douleurs dans le bain. Les souffrances s'accrurent pendant les quatre premiers jours. Dans la nuit du huitième au neuvième jour, la malade dormit pendant cinq heures sans interruption, et se trouva inondée de sueur à son réveil ; le dixième jour, elle put marcher aussi aisément qu'avant l'apparition de la sciatique. Sa guérison était complète quand elle partit du Mont-d'Or, quatorze jours après son arrivée.

Obs. 8. M. des B**, de Soulhac, département du Lot, ressentait depuis dix-huit mois une sciatique à la cuisse gauche. Il ne pouvait marcher sans bâton, lors même des rémissions de la douleur.

Il fut traité au Mont-d'Or pendant seize jours, et quitta cet endroit sans amélioration sensible.

Vingt jours après , il éprouva un soulagement marqué , et se trouva bientôt entièrement rétabli.

M. des B** revint au Mont-d'Or l'année suivante 1808. Il n'avait senti aucune douleur de névralgie depuis sa guérison. Il me dit que , pendant vingt jours après son retour du Mont-d'Or , ses urines avaient été troubles et sédimenteuses.

Obs. 9. M. P** L**, âgé de 27 ans , souffrait cruellement , depuis plusieurs années , de douleurs rhumatismales vagues qui se portaient quelquefois à la tête et rendaient l'ouïe très-dure. Les parties primitivement affectées se dégagèrent.

La cuisse gauche fut prise de douleurs si aiguës , que le malade perdit le sommeil , l'appétit et bientôt les forces. Le siége , l'intensité et le genre de la maladie ne laissaient aucun doute sur sa nature. Appelé auprès du malade , j'indiquai les remèdes usités en pareil cas; ils furent infructueux : je conseillai les bains du Mont-d'Or pendant la saison convenable.

Le malade était très-faible quand il vint les prendre; il avait maigri. On voyait de temps en temps des spasmes ou frémissemens involontaires sur les muscles de la jambe affectée; les nerfs étaient très-agacés. Bien convaincu que cet état d'éré-thisme et de spasme résultait de la violence des douleurs, et que le meilleur des antispasmodiques serait le remède qui guérirait la névralgie, je n'hésitai pas à employer les douches et les bains. Je vis avec plaisir que M. P** ne souffrait pas quand il était dans l'eau ; mais immédiatement après l'émersion, les douleurs devenaient intolérables. Elles arrivèrent à un tel degré de violence, qu'il fallut, le quatrième jour, donner les narcotiques à haute dose. Enfin le septième jour les accidens parurent se calmer. Les douleurs étaient supportables au huitième ; il n'y en avait plus, et le malade marchait librement au douzième. Il prit quelques douches sur la tête.

Depuis 1807, M. P*** s'est toujours bien porté.

Obs. 10. M. de C***, âgé de 44 ans, d'une forte constitution, d'un tempérament éminemment pléthorique, sujet, dans l'âge de la puberté, à de fréquentes hémorragies nasales, remplacées ensuite par un flux hémorroïdal, d'abord irrégulier et puis supprimé, éprouvant, depuis cette suppression, un embarras presque habituel à la tête, embarras qui quelquefois occasionne des éblouissemens, des frémissemens passagers, est venu plusieurs fois au Mont-d'Or, pour y être traité d'une névralgie fémoro-poplitée dont les accès le tourmentent cruellement, sur-tout en hiver.

Les bains tempérés, les douches et les eaux en boisson ne l'ont pas soulagé. Sans doute il eût été nécessaire de le préparer à leur usage par des évacuations sanguines ; mais le sang de M. de C*** a une consistance telle, qu'il ne flue que goutte à goutte, et pendant quelques minutes seulement après l'ouverture de la veine : les sangsues itérativement appliquées n'ont jamais produit de dégorgement.

Obs. 11. M. de C*** R***, âgé de 48 ans, aussi fort et aussi vigoureux que M. de C***, a été guéri au Mont-d'Or, en six jours, d'une névralgie fémoro-poplitée qui le tourmentait depuis trois ans, et qui le faisait boiter depuis huit mois. Cette affection n'était pas accompagnée d'embarras à la tête.

Je pourrais rapporter un grand nombre de guérisons de névralgies, opérées, dans le cours de six ou sept années, par les eaux du Mont-d'Or. Presque toujours j'ai vu les douleurs augmenter après les premiers jours de traitement.

Je tiens de plusieurs individus que d'autres indispositions avaient ramenés aux eaux, que des sciatiques dont ils avaient été guéris depuis douze ou quinze ans, n'avaient plus reparu. Je dois ajouter, néanmoins, que quelques personnes n'ont éprouvé, dans des affections semblables, aucun soulagement des eaux. Je serais fort embarrassé d'en assigner la cause. En 1805, je proposai à l'un de ces derniers l'application du moxa ; il y consentit. Deux cylindres de coton furent brûlés, l'un sur la hanche, et l'autre près de l'extrémité fémorale du péroné. Le malade, M. G***, chirurgien, d'un tempérament pléthorique, a été délivré par ce moyen d'une maladie qui, depuis quatorze ans, se reproduisait à des intervalles très-rapprochés, et qui le mettait souvent dans l'impossibilité de marcher.

J'ai vu deux malades atteints de névralgie fémoro-poplitée que le moxa n'avait point soulagés ; les eaux du Mont-d'Or les ont guéris. Ils étaient l'un et l'autre d'une faible constitution et d'un tempérament lymphatique.

Névralgie fémoro-prétibiale.

Obs. 12. Les eaux du Mont-d'Or furent conseillées à M. D***, atteint de douleurs qui, partant de l'aine droite, s'étendaient sur la face rotulienne de la cuisse, et se propageaient quelquefois jusqu'à la malléole interne et la face susplantaire du pied.

Les douches reçues sur le trajet de la douleur, sur le tronc du nerf fémoro-poplité principalement, et les bains, calmèrent beaucoup cette espèce de névralgie, qui, sans être très-douloureuse, gênait considérablement la marche.

En 1808, M. D*** revint au Mont-d'Or. Les douleurs avaient changé de siége ; elles s'étaient fixées à la plante des deux pieds : le droit était plus douloureux que le gauche ; le malade ne pouvait marcher sur un sol dur ou inégal. Il fit usage des mêmes remèdes que ceux qu'il avait pris l'année précédente ; ils diminuèrent la maladie, qui n'a été bien guérie qu'après une troisième saison.

Convulsions.

Obs. 13. M. G**, prêtre, âgé de 44 ans, d'un tempérament bilieux, se réfugia à Marseille, dans une manufacture de chapeaux, en 1792. Déguisé en ouvrier, son emploi consistait à tremper les chapeaux dans une cuve. Le petit endroit dans lequel il travaillait, était éclairé par une fenêtre souvent ouverte, dont l'aspect était au nord-ouest : alternativement imprégné par les vapeurs de l'eau chaude, et frappé par le vent froid et impétueux que les Provençaux appellent *maëstral*, il fut atteint de douleurs rhumatismales d'abord vagues, qui se fixèrent ensuite dans les lombes et dans les membres abdominaux. Quelques années après, le malade éprouva des frémissemens passagers, de la faiblesse, des engourdissemens aux membres inférieurs. Ces frémissemens devinrent plus forts et plus fréquens, et se changèrent en convulsions continuelles ; les cuisses et les jambes étaient en proie à des mouvemens convulsifs que l'on ne saurait mieux comparer qu'à ceux d'une grenouille soumise à l'action du fluide galvanique. Les membres thorachiques étaient très-faibles ; mais ils n'étaient pas convulsés. Les douleurs rhumatismales avaient diminué. Le malade n'avait pas beaucoup maigri. Les membres abdominaux conservaient leur chaleur et leur sensibilité naturelles : toutes les fonctions d'ailleurs paraissaient bien s'exécuter.

Les divers remèdes employés avaient été infructueux. Les bains de Balaruc, pris pendant deux saisons consécutives, n'avaient produit aucune amélioration.

M. G** fut conduit au Mont-d'Or en 1807, trois ans après l'apparition des convulsions. J'ordonnai les douches sur la colonne vertébrale, sur les lombes principalement. Il fallait que deux hommes plaçassent et continssent le malade pendant la durée de la douche.

Le quatrième jour, il y eut une amélioration sensible.

Le malade se plaça sous la douche le septième jour, sans secours étranger ; il prit un bain d'un quart d'heure, à la suite duquel il transpira abondamment. Le neuvième, il se promena pendant une heure, appuyé sur une canne. Quand il partit du Mont-d'Or, il ne ressentait plus de sa maladie qu'un peu de faiblesse dans le genou droit. Le traitement dura seize jours.

M. G** revint au Mont-d'Or en 1808. Le genou droit était encore faible après cette seconde saison. Abstraction faite de cette faiblesse, qui ne gênait point sensiblement la marche, on pouvait regarder le malade comme bien rétabli.

Contraction de tous les membres survenue à la suite de convulsions générales.

Obs. 14. M. Chapot-Labori, médecin à Saint-Anthelme, envoya au Mont-d'Or, en 1808, une fille âgée de 10 ans, de Saint-Jean-la-Vêtre, département de la Loire.

La peur avait occasionné à cet enfant des convulsions générales qui durèrent près d'un mois sans que rien pût les calmer. A la suite de la dernière de ces convulsions, les membres restèrent dans la position où ils avaient été mis : les bras fortement ramenés en arrière et croisés sur la partie postérieure du tronc, étaient disposés de telle sorte, que la main droite embrassait et étreignait le bras gauche à quelques travers de doigt au-dessous de son articulation ; le bras droit était enlacé de la même manière, et à la même hauteur, par la main gauche ; les cuisses étaient fléchies sur le bas ventre, les jambes collées sur la partie postérieure des cuisses, et les talons logés dans une dépression qu'ils avaient formée sur les fesses. Un sac d'étoffe servait tout-à-la-fois d'habit à cette malheureuse enfant, et de moyen dont se servait son excellent père pour la transporter. Cette petite fille, d'une complexion grêle, était d'une irritabilité au-dessus de toute expression ; on eût dit que les muscles de la face avaient gagné ce que ceux des membres avaient perdu d'énergie. Toutes les fonctions se faisaient d'ailleurs assez bien. J'ordonnai des bains, tempérés d'abord, puis naturels, des douches sur la colonne vertébrale et sur tous les membres, et trois verres d'eau chaque matin.

Le sixième jour, le mouvement fébrile occasionné par le bain se prolongea pendant plusieurs heures. Dans la soirée, il survint une éruption miliaire sur le tronc. La malade ayant bien passé la nuit, le traitement fut continué. Après le septième bain, l'une des jambes se détacha, et put se mouvoir en tout sens. L'éruption continuait, la peau était rouge ; quelques - uns des boutons étaient vésiculeux , et contenaient un fluide transparent. Le neuvième jour , la malade recouvra l'usage des deux jambes : les bras se détachèrent successivement ; et , le quatorzième jour, cet enfant fut bien rétabli , à la faiblesse près. L'éruption avait cessé. On voyait bien distinctement l'impression des talons sur les fesses ; chaque bras portait l'empreinte des doigts et de la main qui l'avaient serré.

Cette fille revint au Mont-d'Or en 1809. Dans le mois de mai de la même année , elle avait eu encore des convulsions , mais passagères ; la moindre frayeur les renouvelait : néanmoins elle était gaie ; elle avait grandi et pris beaucoup d'embonpoint. Cette seconde saison a complété sa guérison.

Paralysie apoplectique.

Obs. 15. Un Médecin , âgé de 63 ans , d'une bonne constitution , eut , pendant l'hiver de 1807, une attaque d'apoplexie qui fut suivie de la paralysie de tout le côté gauche. Cette paralysie, qui d'abord ne permettait pas le moindre mouvement du côté affecté, ne tarda pas à diminuer ; et au printemps, le malade pouvait marcher en s'appuyant sur deux bâtons.

Il vint au Mont-d'Or en 1807 : le côté gauche

était encore très-faible, le pied tremblant, traînant et mal assuré, la cuisse et la jambe vacillantes. Il restait de la distorsion à la bouche, de l'embarras à la langue, et un peu d'éraillement à l'œil. L'estomac faisait mal ses fonctions.

Le traitement qu'il suivit aux eaux, pendant dix-huit jours, fit presque entièrement disparaître les vestiges de l'apoplexie, et fortifia l'estomac.

Ce médecin revint au Mont-d'Or en 1808, non qu'il eût encore besoin des eaux pour les suites de la première attaque qu'il avait éprouvée, mais dans l'espoir qu'elles préviendraient une rechute. Il prit ces eaux en douches et en boisson pendant quinze jours. Sa santé fut très-bonne jusqu'en 1809. A cette époque il succomba à une nouvelle attaque d'apoplexie.

Obs. 16. Un voiturier, âgé de 55 ans, d'un tempérament lymphatique, buvant habituellement beaucoup de vin et d'eau-de-vie, devint hémiplégique à la suite d'une attaque d'apoplexie : il ne parlait qu'avec une très-grande difficulté, et ne pouvait marcher quand il arriva au Mont-d'Or, en 1805.

Les bains tempérés, les eaux en boisson et la douche lui furent administrés pendant dix-huit jours. Le dixième jour, ce malade put marcher à l'aide d'un bâton ; et un mois après son départ du Mont-d'Or , il fut en état de reprendre son métier : mais il reprit en même - temps ses habitudes , et but aussi largement qu'il le faisait avant sa maladie.

En 1808 , l'hémiplégie se renouvela à la suite d'une seconde attaque. La maladie ne se bornait point, cette fois, aux membres ; le poumon paraissait y participer ; la respiration était stertoreuse. Cet homme revint au Mont- d'Or. Il n'éprouva point de soulagement sur les lieux. Quelque temps après avoir quitté les eaux , il se sentit grandement soulagé. J'ai revu ce malade pendant la saison de 1809 ; il marchait à l'aide d'un bâton ; mais la guérison n'était pas complète.

Paralysies survenues à la suite de maladies internes.

Obs. 18. M. de B***, âgé de 36 ans , ayant éprouvé beaucoup de peines et de fatigues pendant l'émigration , fut atteint , sur la fin de 1804 , d'une fièvre mucoso-adynamique. L'un des accidens de cette maladie , qui dégénéra en fièvre hectique , fut la paralysie presque complète des membres thorachiques. L'état du malade , très - alarmant pendant l'hiver , s'améliora au retour de la belle

saison ; mais la paralysie subsista malgré les remèdes les plus actifs.

Le malade vint prendre les eaux du Mont-d'Or,
dans le mois de juillet 1805. Après le huitième
jour de traitement, il fut en état de s'habiller sans
aide, et il se trouva très-bien rétabli après le seizième jour. La guérison de la paralysie ne fut pas
le seul bienfait des eaux ; leur usage fortifia beaucoup M. de B***, lui rendit les forces et l'énergie
qu'il avait perdues depuis plusieurs années, et,
comme il le disait lui-même, retrempa sa constitution.

Obs. 19. Un jeune homme, d'un tempéramen\t
lymphatique, fut perclus des extrémités inférieures, à la suite d'une fièvre adynamique : les
jambes étaient œdématiées, mais elles n'avaient
rien perdu de leur sensibilité. Un traitement de
vingt jours au Mont-d'Or le soulagea beaucoup ;
le malade pouvait marcher à l'aide d'un bâton
quand il quitta les eaux. Une seconde saison a
complété sa guérison.

Obs. 20. M. G***, âgé de 53 ans, d'un tempérament lymphatique, fut atteint, en 1803, d'une
fièvre quarte qui dura près d'un an. A la suite de
cette fièvre, les membres abdominaux devinrent

très-faibles et s'œdématièrent ; l'œdématie et la faiblesse augmentèrent graduellement pendant trois ans ; et en février 1807, les membres affectés furent totalement paralysés. Le malade fut conduit au Mont-d'Or dans le mois de septembre 1807 ; la saison était alors froide et pluvieuse.

Le sommeil et l'appétit étaient bons, le ventre serré, les urines souvent troubles : un bourlet œdémateux occupait la partie postérieure et inférieure du tronc. L'altération de la sensibilité des parties affectées déterminait une succession de sensations douloureuses dont le siége, le mode, la durée et l'intensité variaient avec une grande rapidité ; c'était, au rapport du malade, une douleur semblable à celle qu'occasionneraient des piqûres d'épingle ; un instant après, un sentiment de dilacération, ou un froid glacial, ou un frémissement douloureux plus ou moins étendu ; le plus souvent, il lui semblait qu'un filet d'eau, roulant du gravier, se précipitait de l'origine du nerf sciatique et en parcourait tout le trajet, par ondulations douloureuses.

Les viscères abdominaux ne paraissaient pas engorgés.

M. G*** resta vingt jours au Mont-d'Or. Il n'éprouvait aucun soulagement quand il en partit.

Paralysie de la vessie et des membres abdominaux, survenue à la suite de la petite vérole.

Obs. 21. Un enfant âgé de 12 ans, de Fortunier, département du Cantal, fut perclus des membres abdominaux, et atteint d'incontinence d'urine à la suite d'une petite vérole confluente. Après avoir infructueusement employé tous les remèdes indiqués en pareil cas, on envoya le malade au Mont-d'Or, en 1805 : il y prit les eaux en boisson, en bains et en douches ; celles - ci étaient dirigées sur les vertèbres lombaires, sur le sacrum et sur le pourtour du bassin. Les membres reprirent leur force et leur mouvement au septième jour de traitement : les urines ne s'écoulaient plus involontairement pendant la journée. Le dix, le malade urina abondamment à son réveil ; il n'avait point mouillé son lit. Le douze, le rétablissement était parfait. Cette maladie existait depuis trois ans.

Obs. 22. « Mme. Panay, religieuse de la Visitation de Riom, fut si maltraitée de la petite vérole, qu'elle demeura estropiée sans pouvoir marcher absolument : les bains du Mont-d'Or la guérirent si parfaitement, qu'elle n'a ressenti aucune faiblesse dans les jambes depuis qu'elle les a pris. Elle m'a assuré qu'un enfant de six ans, estropié par la même maladie, avait été guéri de la même manière (1). »

Paralysie succédant à la suppression des règles et à l'usage des remèdes mercuriels.

Obs. 23. « Mme. d'Estrées, fille de M. le maréchal d'Estrées, et religieuse à l'Assomption de Paris, âgée de 30 à 35 ans, était affligée de douleurs aiguës dans les reins et dans toute la capacité de l'abdomen, avec enflure considérable et presque universelle, causée par la suppression de ses règles. Après avoir essayé inutilement plusieurs remèdes, un médecin étranger promit de la guérir : il y réussit si peu, qu'elle devint paralytique entre ses mains. Le moindre bruit, la moindre application d'esprit, comme de regarder avec un peu d'attention et de haut en bas, la faisaient tomber en défaillance ; enfin elle perdit presque l'usage de tous ses sens, ayant de plus un crachement qui dura très-long-temps. Ces accidens firent juger que le mercure entrait dans la composition des remèdes de l'étranger, et que ce minéral avait fait dans cette dame à-peu-près le même effet qu'il fait sur ceux qui travaillent aux mines : on lui conseilla les eaux de Vichy ; elle s'y trouva mer-

____

(1) Traité des eaux minérales, par Chomel, pag. 325.

veilleusement soulagée de coliques violentes qu'elle souffrait, et son enflure diminua considérablement; elle vida par les selles une matière pierreuse et très-dure, mais le mouvement ne revenait point. Elle se fit porter ensuite aux bains du Mont-d'Or, où elle reçut une si prompte guérison, qu'étant bien préparée par les eaux de Vichy, après le quatrième bain, elle marcha toute seule avec une canne, et le huitième jour elle se promena dans les prairies et alla à la messe. Elle se fit donner la douche qui avança beaucoup le succès de ces remèdes ; sa tête s'y fortifia, en sorte qu'elle entendait sans peine et pouvait s'appliquer un peu. Elle ne recouvra l'appétit qu'elle avait perdu depuis long-temps, que peu après, dans une terre où elle alla passer l'automne. Elle y acheva de désenfler : l'année suivante, elle revint au Mont-d'Or, où je la vis en 1699. J'y appris d'elle-même ce que je viens de rapporter, et je fus témoin que les bains qu'elle y prit achevèrent de lui fortifier les jambes, de manière qu'elle marchait aussi bien qu'elle eût jamais fait. Elle revint à Paris, où elle n'a eu d'autres incommodités que de légères néphrétiques qui lui prenaient de temps en temps, et dont elle a pu guérir dans le temps (1). »

----

(1) Traité des eaux minérales, par Chomel, pag. 323.

Hémiplégie causée par la suppression des règles.

Obs. 24. Mme. R***, d'un tempérament pléthorique, eut une suppression de règles à 33 ans ; elle éprouva de l'embarras à la tête , des bouffées de chaleur à la face , des spasmes , des frémissemens involontaires, de la torpeur dans les membres du côté droit, et perdit ensuite l'usage de ces membres.

Six mois après l'apparition de l'hémiplégie , la malade fut transportée au Mont-d'Or. Elle pouvait faire exécuter quelques mouvemens à la jambe ; mais la paralysie du bras était complète. Ces parties conservaient leur chaleur et leur sensibilité naturelles.

J'ordonnai les douches sur la colonne vertébrale et sur les membres affectés , les eaux à la dose de quatre verres chaque matin , et des demi-bains.

Ce traitement, qui dura dix-huit jours, fut suivi de très-bons effets : les menstrues se rétablirent , les membres reprirent peu à peu le mouvement qu'ils avaient perdu. Une seconde saison rendit Mme. R*** à l'entier exercice de ses forces et de ses facultés.

Paralysie de la moitié de la face.

Obs. 25. M. de B***, âgé de 23 ans, de Périgueux,

fut atteint, pendant qu'il faisait ses études à Paris, d'une fièvre adynamique dont les suites furent une débilité générale, et la paralysie du côté droit de la face. L'œil, dont le globe était presque entièrement recouvert par la paupière supérieure, ne percevait plus que très-confusément l'image des objets, lors même que l'on relevait la paupière. Le malade articulait difficilement, la bouche était contournée. M. de B**, naturellement gai, vif et très-actif, était devenu triste, taciturne et mélancolique ; il avait perdu l'appétit, les forces et l'embonpoint.

Il vint au Mont-d'Or en l'an 13. La douche sur la tête et sur la colonne vertébrale, les bains et les eaux de la Magdelaine, le rétablirent avec une promptitude merveilleuse.

Le cinquième jour de traitement, la paupière avait repris son ressort, l'œil son énergie naturelle, la bouche sa rectitude, et l'estomac ses forces digestives. A la tristesse la plus profonde, succéda la gaieté la plus bruyante : le changement au moral et au physique était trop frappant, pour ne pas être remarqué par tous ceux qui avaient vu M. de B***. Il demeura quinze jours au Mont-d'Or, après avoir terminé son traitement ; il ne pouvait, disait-il, s'éloigner d'une source à laquelle il devait un retour à la santé aussi prompt qu'inespéré.

Obs. 26. Mme. de St.-A***, âgée de 34 ans, d'un tempérament lymphatique, bien menstruée, après avoir ressenti pendant deux mois des pesanteurs, des vertiges et de l'embarras à la tête, fut paralysée du côté gauché de la face : tous les muscles de cette partie avaient perdu leur expression et leur énergie vitale. L'œil gauche était immobile ; et quand le droit était fermé, la malade ne distinguait que très-confusément les objets. La bouche de Mme. de St.-A*** était contournée, et la langue tellement embarrassée, qu'on ne pouvait comprendre ce que disait la malade.

L'émétique, les purgatifs et les vésicatoires avaient été infructueusement employés. Mme. de St.-A*** fut envoyée au Mont-d'Or en 1807, six mois après cet accident.

Le contraste que présentait l'immobilité de l'œil gauche avec la mobilité du droit, la distorsion de la bouche, le défaut d'expression de la moitié de la face, comparé à la facilité des mouvemens de l'autre côté, donnaient à Mme. de St.-A*** l'aspect d'une folle ; et telle était la rigueur de sa condition, qu'au premier abord il fallait être bien sur ses gardes pour que la vue de la malade n'excitât pas un rire insultant, au lieu du sentiment de la pitié.

Les bains tempérés, la douche sur la tête et

sur le côté de la face affecté, et les eaux en boisson, furent prescrits : après la seconde douche, l'œil malade recouvra toute sa force et sa mobilité naturelle; la vision reprit sa rectitude. La langue et la bouche n'étaient pas encore revenues à leur premier état quand Mme. St.-A*** partit du Mont-d'Or; mais l'amélioration déjà obtenue présageait une guérison complète.

Paralysie causée par un rhumatisme chronique.

Obs. 27. F. P***, cultivateur, âgé de 18 ans, fut transporté au Mont-d'Or en 1806. Tous les muscles de la vie animale, excepté ceux du cou et de la tête, étaient paralysés. Cette paralysie, survenue depuis neuf mois, à la suite d'un rhumatisme général qui occasionnait des douleurs atroces, avait été suivie de la cessation complète des douleurs. Les muscles étaient émaciés : la sensibilité ne paraissait pas altérée. Le malade avait perdu l'appétit et le sommeil; ses urines étaient sédimenteuses, son pouls souvent fébrile.

Je lui fis prendre les eaux, les bains et la douche pendant vingt jours consécutifs.

4me. jour. Le malade remua les bras dans le bain. Il ne put pas continuer ce mouvement quand il en fut sorti.

7me. jour. Il survint un accès de fièvre qui dura

douze heures, et se termina par une sueur extrêmement abondante.

10me. jour. Le malade se servit de la main droite
et porta les alimens à sa bouche, sans secours
étrangers.

15me. jour. Les deux bras reprirent leurs fonctions ; mais ils étaient très-faibles, principalement
le gauche.

Cet état ne présenta aucun changement remarquable, soit pendant la fin du traitement, soit
après le départ du malade. Il revint au Mont-d'Or
en juillet 1807. Ce second traitement rendit aux
membres abdominaux l'énergie qu'ils avaient perdue. J'ai revu ce jeune homme en 1809 ; il était
entièrement rétabli.

Paralysie des membres abdominaux, provenant de cause rhumatismale.

Obs. 28. Une femme âgée de 33 ans, de Perrier,
département du Puy-de-Dôme, percluse des membres abdominaux depuis quinze mois, fut conduite
au Mont-d'Or en 1806. La paralysie avait été précédée de douleurs rhumatismales dans les lombes.

La douche sur la colonne vertébrale, sur les
parties affectées, les bains et les eaux en boisson,
furent administrés.

Le septième jour du traitement, il parut de larges ecchymoses sur la partie postérieure du bassin et sur la partie supérieure des cuisses.

Le neuvième jour, la malade pouvait mouvoir les cuisses en tout sens. Les jambes étaient entraînées par ce mouvement, sans y participer d'une manière active.

Le douzième jour, les mêmes ecchymoses se manifestèrent sur les jambes, et consécutivement sur les pieds, qui furent les derniers guéris. Le rétablissement du mouvement était annoncé par l'apparition de ces taches, et ne tardait pas à les suivre. Ce rétablissement s'opéra graduellement et de proche en proche. Dans leur disparition, ces taches présentèrent tous les phénomènes que l'on observe sur celles qui proviennent de meurtrissures ; ainsi elles offrirent tous les changemens insensibles de nuances que l'on remarque à la suite des contusions. Je l'observai pour les premières ; je présume que les dernières suivirent la même marche.

La malade quitta les eaux après un traitement de vingt jours. Elle était encore bien faible ; néanmoins elle marchait à l'aide d'un bâton, et au bout d'un mois elle fut beaucoup plus forte.

La femme qui fait le sujet de cette intéressante observation, revint au Mont-d'Or en 1807. Elle n'éprouvait plus de faiblesse aux jambes, mais elle ressentait de temps en temps des douleurs aux lombes ; et comme la paralysie avait été précédée de douleurs semblables , elle cherchait à s'en délivrer. Cette seconde saison compléta sa guérison.

J'ai vu plusieurs fois des taches semblables se manifester pendant l'usage des eaux du Mont-d'Or; mais jamais je ne les ai vues paraître en si grand nombre et par zones , comme dans cette circonstance ; jamais aussi je n'avais vu leur apparition indiquer aussi distinctement les parties qui allaient être rendues à l'exercice de toutes leurs fonctions , et les y appeler , en quelque sorte , aussi prochainement.

Paralysie des membres abdominaux , causée par un rhumatisme chronique.

Obs. 29. Marg. R*** , âgée de 57 ans, de Sainte-Amandine, département du Cantal, fut percluse des extrémités inférieures , après avoir ressenti depuis long-temps des douleurs rhumatismales dans les cuisses et dans les jambes. Ces parties n'avaient rien perdu de leur chaleur et de leur sensibilité, mais elles avaient maigri. Les vésicatoires , les sudorifiques, les frictions avec les teintures alcoholiques , tous les remèdes enfin usités en pareils cas, n'avaient produit aucun soulagement.

Après avoir pris les bains et les douches pendant 14 jours, la malade put marcher en s'appuyant sur un bâton. Elle continua ce traitement pendant plusieurs jours encore. Elle était bien rétablie quand elle partit. Cette malade revint au Mont-d'Or l'année suivante, 1807. Les accidens avaient reparu en partie pendant l'hiver ; les jambes étaient faibles et vacillantes. Le second traitement ne changea point cet état ; et en 1808 je revis la malade dans la même position. Elle a été soulagée à la suite de cette troisième saison, mais non pas entièrement guérie.

Paralysie rhumatismale.

Obs. 30. M. M***, âgé de 27 ans, du département du Cantal, grand amateur de la pêche, avait éprouvé, dès l'âge de 20 ans, des douleurs rhumatismales, qui, malgré les conseils de ses amis, ne l'empêchèrent pas de se livrer à son exercice favori.

Les douleurs se fixèrent dans les cuisses et dans les jambes. Elles devinrent très-intenses, et bientôt déterminèrent la paralysie de ces membres.

L'intensité des douleurs avait diminué ; les jambes et les cuisses présentaient une grande flaccidité au toucher, et avaient considérablement maigri, quand le malade vint au Mont-d'Or, en 1808.

Un traitement de vingt-cinq jours ne produisit point de soulagement : j'ai su en 1809 que l'état de ce jeune homme était toujours aussi déplorable.

Paralysie survenue à la suite d'un bain froid.

Obs. 31. Dans le mois de juin 1808, F. B***, de Riom de Montagne, âgée de 17 ans, alla se baigner dans une rivière dont les eaux sont très-vives. Sortie du bain, elle se coucha sur la terre, au pied d'un arbre, et dormit pendant deux ou trois heures. A son réveil, elle ressentit des douleurs dans les cuisses et dans les jambes, qui ne lui permirent pas de marcher ; on la porta chez elle. Le sixième jour elle fut percluse des membres abdominaux. Deux mois après cet accident, on conduisit cette malade au Mont-d'Or ; elle y fut totalement rétablie dans l'espace de douze jours.

Hémiplégie rhumatismale.

Obs. 32. M. R***, commerçant, sujet depuis plusieurs années à des douleurs rhumatismales qui se portaient principalement sur le côté gauche, devint hémiplégique à l'âge de 56 ans. Il se fit transporter au Mont-d'Or en 1801, quinze mois après l'apparition de la paralysie. Le côté perclus conservait toute sa sensibilité ; le malade n'avait pas maigri.

M. R*** prit, pendant dix-huit jours, les eaux en boisson, les bains et la douche tantôt sur la colonne vertébrale, tantôt sur les membres affectés. Il n'éprouvait pas le moindre soulagement quand il partit du Mont-d'Or. Un mois après, ce malade fut complètement guéri. J'ai vu plusieurs fois M. R*** au Mont-d'Or, et notamment en 1808 ; il n'a pas éprouvé de rechute.

Obs. 33. M. L***, après avoir ressenti, pendant plusieurs années, des douleurs rhumatismales vagues, qui se fixèrent ensuite sur la partie droite du corps, perdit insensiblement, en 1806, la faculté de mouvoir les membres de ce côté ; il ne souffrit plus dès que la paralysie se fut manifestée.

Le malade fut transporté au Mont-d'Or, en 1807. Les membres affectés conservaient leur volume et leur chaleur naturels ; ils n'avaient rien perdu de leur sensibilité.

Le cinquième jour de traitement, les douleurs, entièrement assoupies, se réveillèrent ; la cuisse et la jambe en devinrent le siége. Le neuvième, le malade put faire exécuter quelques mouvemens à ces parties : il marcha le onzième jour, à l'aide d'un bâton. M. L*** suait beaucoup à la suite de chaque bain ; la sueur était moins abondante, les premiers jours, sur le côté droit. Il quitta les eaux après y avoir demeuré dix-huit jours. Un mois et demi après son départ, les doigts du bras paralysé commencèrent à exécuter quelques mouvemens. Une seconde saison compléta la guérison de ce malade.

Paralysie accidentelle.

Obs. 34. Un cultivateur, âgé de 28 ans, devint hémiplégique à la suite d'une chute de cheval. Le coup porta principalement sur la partie postérieure du tronc. La partie frappée ne présentait ni plaie, ni meurtrissure ; le côté paralysé conservait la chaleur et la sensibilité naturelles ; la langue n'était pas embarrassée, et il n'y avait point de distorsion de la bouche.

Six mois après cet accident, le malade fut envoyé aux eaux du Mont-d'Or, qui le rétablirent entièrement eu deux saisons.

Obs. 35. Un homme d'une forte constitution fut atteint par l'une des branches d'un arbre qu'il avait coupé : cette branche le frappa sur les vertèbres dorsales. La vessie, le rectum et les membres abdominaux furent paralysés sur-le-champ. Les membres privés du mouvement avaient également perdu la sensibilité ; ils étaient œdémateux.

Les douches et les bains du Mont-d'Or, administrés pendant vingt-cinq jours consécutifs, ne firent aucun bien à ce malade.

Paralysie et atrophie de la cuisse et de la jambe,
suite d'une fracture.

Obs. 36. Un jeune homme très-sain et d'une forte constitution, s'étant mis à l'escarpolette, tomba pendant les oscillations, et se fractura l'une des cuisses. La curation de cette fracture ne fut, en apparence, traversée par aucun accident; mais quand on eut levé l'appareil, on s'aperçut que le membre affecté avait maigri, que le malade ne pouvait le mouvoir, et que les muscles étaient devenus très-mous. La sensibilité de la partie n'était point altérée. On employa tous les moyens indiqués en pareil cas; ils ne produisirent aucun bon effet. Le malade fut transporté au Mont-d'Or, en 1809, plusieurs mois après cet accident. Je lui fis donner de fortes douches sur le pourtour du bassin, sur les lombes et sur le membre affecté : ce moyen était secondé par l'usage des eaux et des bains. Le traitement dura quinze jours. Le sixième, le malade marchait à l'aide d'un bâton ; le neuvième, il put se promener sans aucun appui ; le douzième, la jambe affectée paraissait aussi forte que la jambe saine. J'observai que l'état de l'atmosphère influait beaucoup sur celui du malade ; ainsi, il était plus fort quand l'air était sec et chaud , et plus faible quand le temps était humide. La cuisse a repris sa force et son embonpoint naturels.

Obs. 37. M. de B*** s'était cassé la cuisse en franchissant une muraille. Traitée méthodiquement, la fracture fut bien consolidée. Le bandage enlevé , M. de B*** ne put faire exécuter aucun mouvement au membre malade. La cuisse avait prodigieusement maigri ; cet amaigrissement n'avait fait qu'augmenter malgré tous les remèdes administrés: les muscles étaient d'une flaccidité étonnante. La guérison ne fut pas aussi prompte que celle du jeune homme dont je viens de parler ; mais elle a été si complète, que M. de B*** n'eut pas besoin de revenir au Mont-d'Or l'année suivante.

Aphonie causée par un rhumatisme chronique.

Obs. 38. M. M***, ancienne sœur grise , âgée de 44 ans , sujette à des douleurs rhumatismales depuis plusieurs années , perdit , en 1802 , la faculté de parler à haute voix : elle s'exprimait avec beaucoup de netteté ; mais il fallait être très-près pour l'entendre. Les douleurs rhumatismales ne s'étaient plus fait sentir depuis l'extinction de voix ; la malade , d'ailleurs , travaillait comme de coutume. Son teint était bon ; l'appétit , les forces n'avaient pas diminué. Tout en elle excluait jusqu'à l'idée que l'aphonie pût dépendre d'un état pathologique des poumons, et faisait croire qu'elle avait son siége dans les muscles qui concourent à la formation de la voix.

J'ordonnai les eaux à la dose de quatre verres par jour, les bains et les douches sur la nuque. Ces moyens produisirent, en neuf jours, l'effet que l'on n'avait pu obtenir par un traitement varié et continué pendant trois ans.

Impatiente de retourner chez elle, dès que la malade eut recouvré la voix, elle discontinua, contre mon avis, l'usage des eaux. Elle partit le onzième jour ; et dans la traversée des montagnes, elle fut exposée, pendant huit ou neuf heures, à une pluie très-froide poussée par un vent impétueux.

Le lendemain de son arrivée, cette fille perdit la voix de nouveau. Elle ne tarda pas à revenir au Mont-d'Or. Dans ce second voyage, l'aphonie cessa après la sixième douche. Le souvenir du passé rendit la malade plus docile et plus circonspecte : elle passa dix-huit jours au Mont-d'Or. Son rétablissement a été aussi durable que complet.

NÉVROSES DE LA RESPIRATION.

Asthme.

Les signes précurseurs de l'asthme sont une faiblesse générale, plus de lenteur dans les travaux ordinaires, le besoin de prendre fréquemment des boissons spiritueuses, la gêne passagère de la respiration, gêne qui est augmentée par la précipitation de la marche ; la disposition à l'enrouement, le resserrement presque habituel de la poitrine.

Pendant les accès, qui sont plus ou moins rapprochés, le malade éprouve un sentiment de constriction et d'anxiété dans la poitrine ; il est forcé de se tenir debout ou assis ; une position horizontale augmenterait la dyspnée : il recherche l'air frais ; la respiration est sifflante, la toux plus ou moins fréquente ; le thorax se dilate et se resserre avec précipitation. Quelques asthmatiques ont la figure turgescente ; le plus souvent elle est pâle et abattue. Les odeurs fortes, les éthers, soulagent un peu ; mais le calme qu'ils produisent n'est qu'instantané.

Les temps humides, les chaleurs étouffantes, l'état électrique des nuages, tourmentent beaucoup les asthmatiques. Les accès surviennent ordinairement le soir, quelquefois durant la nuit, rarement dans la journée : ils sont plus ou moins longs ; Floyer en a vu qui ne duraient qu'une demi-heure ; il en est qui se prolongent au-delà de cinq heures. A leur déclin, la respiration devient moins laborieuse ; la toux, moindre, est suivie d'une expectoration qui soulage le malade, termine ses anxiétés et lui permet de se livrer au sommeil.

Les causes occasionnelles de l'asthme sont nombreuses. Dire qu'il dépend quelquefois d'une lésion organique du cœur, de la présence d'une tumeur plus ou moins volumineuse dans la poitrine, d'un vice de conformation du thorax, c'est dire en même-temps qu'il est de ces affections dont la guérison excède les pouvoirs de la médecine. Les antispasmodiques seraient plus utiles dans cette maladie qu'ils ne le sont, si, comme l'avance Cullen, sa cause résidait dans un état spasmodique des fibres musculaires des bronches. La faiblesse constitutionnelle du poumon, résultant ou d'une succession de fluxions inflammatoires ou de catarrhes pulmonaires ; la débilité des voies digestives, de celle de l'estomac sur-tout ; la suppression ou la diminution d'une évacuation habituelle, telle que les règles, les hémorroïdes ; l'omission de celles que l'on a l'habitude de se procurer artificiellement ; la métastase sur le poumon d'une matière psorique, d'un rhumatisme, etc., peuvent également produire l'asthme. La plupart de ces causes sont suceptibles d'être combattues avec succès ; et la manière dont les eaux du Mont-d'Or agissent sur l'économie, démontre suffisamment qu'elles doivent être salutaires quand l'asthme ne dépend point des premières causes exposées ci-dessus.

Obs. 39. M. de ***, âgé de 50 ans, d'une petite stature, d'un tempérament mélancolique, ayant le thorax resserré, les muscles grêles, le système nerveux très-mobile, le teint pâle, les yeux vifs, sujet à l'asthme convulsif depuis dix-sept ans, vint au Mont-d'Or en 1806.

Sa maladie paraissait constitutionnelle. La voix était alternativement aiguë et voilée, la respiration sifflante et entrecoupée, le pouls petit et irrégulier, les urines claires, le ventre paresseux, le sommeil habituellement agité. Le malade rendait beaucoup de flatuosités par le haut : il était essoufflé par la moindre précipitation de la marche. Les accès n'étaient pas très-fréquens ; ils se terminaient par l'expectoration de quelques mucosités. Chaque variation atmosphérique renouvelait l'embarras de la respiration et la constriction de la poitrine, sur-tout si le temps devenait humide et brumeux.

Les eaux, les bains tempérés, et quelques douches sur la colonne vertébrale, ne produisirent qu'un faible soulagement.

Obs. 4o. M. D**, ancien militaire, âgé de 56 ans, d'un tempérament bilieux, sujet dans sa jeunesse à de fréquentes hémorragies nasales, eut à l'âge de 23 ans des boutons dartreux, qui se portaient tantôt au sternum, tantôt à la face.

A 4o ans, des hémorroïdes qui avaient paru depuis plusieurs années, et qui fluaient irrégulièrement à des intervalles plus ou moins éloignés, se supprimèrent. M. D*** se porta assez bien jusqu'à l'âge de 47 ans, époque où il fut atteint d'asthme convulsif. Les accès, plus fréquens l'été que l'hiver, n'étaient ni longs, ni très-rapprochés; mais la respiration était presque habituellement gênée.

On observa que la peau ne présentait point de boutons quand il y avait constriction de la poitrine, et que la respiration devenait libre lorsque les boutons reparaissaient. On employa successivement les tisanes sudorifiques, les sucs d'herbes, les bains préparés avec une dissolution de sulfure de potasse; un cautère fut établi à l'un des bras, des sangsues appliquées à l'anus. Ces moyens n'arrêtèrent pas les progrès de la maladie. En 1802,

D** passait rarement deux jours sans avoir des accès de deux ou trois heures, et la présence des boutons dartreux sur la peau ne le préservait plus des atteintes de l'asthme.

Ce malade vint au Mont-d'Or en 1803. Les bains tempérés et les eaux le soulagèrent. L'année suivante, il obtint encore une plus grande amélioration par l'usage des mêmes remèdes ; il n'eut que cinq ou six accès dans l'espace de six mois. En 1805, les affaires de M. D** l'empêchèrent de revenir au Mont-d'Or : les accès devinrent plus fréquens et plus longs. Les eaux reprises sur les lieux en 1806, produisirent de nouveau une diminution notable de tous les accidens. Depuis cette époque, M. D** vient tous les ans au Mont-d'Or; et s'il n'a pas obtenu une guérison complète, au moins y trouve-t-il toujours un grand soulagement.

Obs. 41. R. R**, âgé de 46 ans, d'un tempérament lymphatique, sujet dès sa jeunesse à des affections catarrhales prolongées, à des excrétions muqueuses habituelles et abondantes, but deux ou trois verres d'eau froide, dans le mois de juillet 1802, après avoir fait un exercice violent. La nuit suivante il fut réveillé par un sentiment d'oppression et de constriction à la poitrine, une douleur à la région épigastrique, une dyspnée intense. Il

fut obligé de se lever et de se mettre à la fenêtre ;
la sueur ruisselait autour du cou, sur le sternum et
sur l'épigastre. Cet état dura trois heures, et se termina par le dégagement de flatuosités par le haut,
et par une expectoration abondante.

Les mêmes anxiétés ne tardèrent pas à se reproduire. L'application d'un large vésicatoire sur la
poitrine éloigna pour quelque temps leur retour.
Deux ans après, l'oppression était continuelle ;
elle diminuait pendant les temps secs et froids, et
devenait plus forte pendant les grandes chaleurs,
ou lorsque les vents méridionaux dominaient.

Le malade vint au Mont-d'Or en 1806. La face
était blême et jaunâtre, la conjonctive d'un blanc
de perle, la peau couverte d'une humidité visqueuse, les muscles flasques, les pieds œdémateux,
le pouls faible et mou, la respiration toujours embarrassée, la voix sifflante et entrecoupée, la toux
fréquente et suivie d'une abondante excrétion de
glaires et de mucosités. R. R*** était obligé de se
tenir debout et à l'air pendant la majeure partie
de la nuit. Il ne pouvait supporter la plus légère
pression des vêtemens ; l'air frais diminuait ses
anxiétés.

Il prit les eaux à la dose de six verres chaque
matin. Le huitième jour il se trouva sensiblement
mieux ; il avait plus de forces et plus d'appétit. Je

lui fis donner la douche sur la colonne vertébrale. Ce traitement, continué pendant vingt jours, produisit de très-bons effets. L'hiver suivant, le malade prit, pendant vingt-six jours, les eaux transportées. Le poumon se débarrassa, la respiration redevint libre, l'excrétion des mucosités diminua et les accès d'asthme devinrent rares. Il revint au Mont-d'Or en 1807; son état était absolument changé en mieux. Il n'éprouva pas le moindre étouffement pendant la durée de cette seconde saison; il dormait bien, mangeait beaucoup; l'exercice ne lui occasionnait plus d'étouffement. Il reprit les eaux et les douches pendant seize jours, et partit bien guéri.

Obs. 42. Mme. Laf*** devint asthmatique à l'âge de 33 ans. Les accès n'étaient ni intenses, ni très-rapprochés; mais il y avait constamment de l'embarras et de la constriction à la poitrine; la respiration était sifflante, les inspirations incomplètes, et Mme. Laf*** ne pouvait rester dans une chambre chaude ou peu spacieuse, que les fenêtres ne fussent ouvertes. Avant l'apparition de la maladie, qui existait depuis dix-huit mois, le flux menstruel avait beaucoup diminué. Il fut rétabli par l'usage des eaux, des demi-bains et des douches sur les lombes, et la malade parfaitement guérie.

CHAPITRE IX.

Phthisie dorsale.

A l'époque de la puberté, de nouveaux rapports s'établissent entre les organes de la génération et les différens systèmes de l'économie. Le corps, qui a déjà reçu une grande partie de son accroissement, va devoir un nouveau *stimulus* au sperme que sécrètent les parties sexuelles. Sous l'influence de ce nouvel agent, les facultés physiques et intellectuelles acquièrent un degré d'énergie inconnu jusqu'alors. Le cercle des sensations et des besoins s'agrandit ; et telle est l'importance des fonctions commises à cette liqueur, qu'elle n'est pas exclusivement destinée à la reproduction, mais encore à rentrer, en partie, dans la masse des humeurs, pour fortifier les ressorts de l'économie. Si donc, par des habitudes funestes, ou par l'usage immodéré du coït, le sperme est prodigué, à mesure qu'il se sécrète, le corps languit, les forces s'affaiblissent, les organes de la génération se flétrissent ; et lorsque l'épuisement est porté à un haut degré, sans que l'individu se livre à aucun acte qui puisse provoquer l'émission du sperme, les

vésicules spermatiques ayant perdu l'habitude prolongée de son contact, entrent dans un état de spasme
dès qu'il s'y dépose , même en petite quantité : de là,
la fréquence des pollutions nocturnes. D'autres fois
il s'écoule spontanément avec les fluides que sécrète
la membrane urétro-génitale , fluides dont la quantité est alors passivement augmentée. J'ai connu
des malades qui avaient des pollutions pendant les
efforts qu'ils faisaient à la garderobe.

Je ne répéterai pas ici ce que des auteurs célèbres
ont écrit touchant la funeste habitude de la masturbation.

C'est dans les ouvrages de Tissot (1) et de Petit (2)
que l'on trouve les tableaux les plus animés des
infirmités innombrables qui en sont la suite.

M. Peyronnet, le premier , a employé avec un
grand succès les eaux du Mont-d'Or et la douche
sur la colonne vertébrale, dans la curation de quelques-unes de ces affections. Les mêmes moyens lui
ont également réussi , pour redonner de l'énergie
à des organes languissans ou flétris par l'abus des
plaisirs vénériens.

Obs. 1re. N*** avait contracté , dès l'âge de
13 ans, la malheureuse habitude de se polluer. A

---

(1) L'Onanisme.

(2) Onan, ou le tombeau du Mont-Cindre.

dix-huit, il était faible, maigre, décoloré, et avait de fréquentes pollutions nocturnes. Les bains froids, le quinquina, les astringens, les martiaux, etc., améliorèrent sa santé. A peine eut-il repris un peu de forces, qu'il se livra de nouveau à la masturbation. Quelque temps après, il fut atteint d'une blennorragie. Il changea de médecin ; et soit qu'il n'eût rien dit de son état antécédent et de l'écoulement qui l'accompagnait quelquefois, ou que regardant cet écoulement comme entretenu par le virus vénérien, on pensât qu'il céderait au mercure, on fit pratiquer plus de cinquante frictions mercurielles. Ce traitement jeta le malade dans le plus grand affaiblissement.

Des remèdes sagement indiqués, un bon régime et la continence le rétablirent en quelques mois.

Bientôt après il se maria. Ce nouveau lien n'éteignit point sa funeste passion ; il ne tarda pas à s'y livrer de nouveau. Sa santé mal affermie devint très-mauvaise. Il survint des pollutions nocturnes sans érection, des vertiges, des lassitudes spontanées, de la mélancolie. Les remèdes que l'on administra ne modérant point les progrès de la maladie, on conseilla les eaux du Mont-d'Or. Le malade était dans l'état le plus déplorable quand il y arriva: la figure était bouffie et décolorée, la cornée d'un blanc de perle, les yeux éteints, la respiration sifflante et gênée, l'estomac très-faible, les selles fréquentes et séreuses, les cuisses et les jambes considérablement œdématiées ; il s'était formé un bourlet œdémateux sur les lombes ; des douleurs plus ou moins vives se faisaient sentir dans la partie postérieure du bassin ; il y avait un écoulement par la verge.

J'ordonnai les eaux à la dose de quatre verres chaque matin ; les bains à 43°, et la douche sur les lombes. Il est à remarquer que le pouls était à peine sensiblement altéré, après une heure de douche ou de bain.

Le sixième jour, l'appétit augmenta sensiblement; les selles devinrent plus rares. Le dixième, l'écoulement était réduit à trois ou quatre gouttes par jour. Il n'y en avait plus au douzième, et l'œdématie était bornée à la partie inférieure des jambes. La bouffissure de la face avait également disparu ; le teint s'était animé ; la respiration était beaucoup plus libre, et le malade faisait d'assez longues promenades sans être essouflé ni fatigué. Tout annonçait la guérison, quand, à la suite d'une indigestion, la plupart des accidens reparurent au dix-huitième jour. J'appris bientôt que, depuis quelques jours, le malade s'était fait apporter des liqueurs, des viandes salées, et d'autres substances dont l'usage lui avait été interdit. Je vis dès-lors que son indo-

cilité mettrait un obstacle invincible à sa guérison. Puisqu'il n'avait pas la force de supporter
une privation qu'on lui imposait comme nécessaire à son rétablissement , j'étais fondé à croire
qu'il n'avait pas eu celle de résister à sa passion
dominante. Le traitement fut continué jusqu'au
24e jour. Malgré ses écarts, le malade était beaucoup mieux lorsqu'il partit , mais pas aussi bien
que sept ou huit jours auparavant.

Je le perdis de vue jusqu'à l'année suivante : il
arriva des premiers au Mont-d'Or. Il me dit , avec
l'accent du désespoir , qu'il s'était livré aux mêmes
excès ; et m'ayant demandé s'il restait encore
quelque espoir , il m'assura qu'il ne mettrait plus
d'obstacles à sa guérison.

La perte était très-abondante, l'haleine fétide ,
la respiration très-laborieuse , les selles colliquatives et d'une puanteur insupportable , l'infiltration
générale. Il y avait de la fièvre ; et , pour peu que
le malade parlât ou qu'il marchât , il était menacé
d'étouffement : tout présageait une mort prochaine. Là douche et le bain sur-tout augmentaient
la suffocation d'une manière effrayante. Après
quatre jours d'essais , qui aggravèrent manifestement les accidens , je conseillai au malade de remettre son traitement à une autre époque. Il retourna chez lui , où il mourut bientôt après.

Je ne doute pas qu'il n'eût été guéri après son premier voyage au Mont-d'Or, s'il n'avoit pas détruit les bons effets des eaux.

Obs. 2. Les suites de la masturbation avaient jeté dans le marasme et la mélancolie la plus profonde, un jeune homme de 20 ans. Il passait des journées entières sur son lit ou dans un fauteuil. La tête et le tronc étaient à demi fléchis en avant, le malade éprouvait un fourmillement incommode sur la colonne vertébrale, des éblouissemens et des vertiges dès qu'il se levait. Le matin, il restait pendant deux ou trois heures dans un état d'anéantissement ; il mangeait peu, avait le sommeil agité et interrompu par des pollutions sans érection. Le seul effort qu'il faisait pour aller à la selle, donnait lieu quelquefois à l'émission du sperme ; et la susceptibilité nerveuse était portée à un si haut degré, que, lors de ces émissions, il éprouvait dans la tête, dans la colonne vertébrale, dans tous les membres, des douleurs, des crampes, des crispations. Le pouls était habituellement fébrile. Les facultés intellectuelles, la mémoire surtout, s'étaient affaiblies.

Divers moyens curatifs furent conseillés et infructueusement employés, quoique depuis longtemps le malade évitât tout ce qui pouvait nuire à son rétablissement.

Il vint au Mont-d'Or en 1803. Les eaux en boisson, les bains et les douches sur les lombes rétablirent un peu les forces, fortifièrent beaucoup l'estomac et diminuèrent la fréquence des pollutions. L'effet des eaux fut secondé et soutenu par un bon régime et par la docilité et le courage du malade. Ayant observé que les pollutions survenaient le plus souvent après quatre heures du matin, et que leur retour était moins fréquent lorsqu'il couchait sur un lit dur, il prit le parti de n'avoir plus qu'un matelas placé sur des planches, et il établit auprès de ce lit un réveil pour se lever tous les matins à quatre heures.

Il revint au Mont-d'Or l'année suivante. Sa santé était beaucoup meilleure. L'estomac faisait bien ses fonctions, les forces et l'embonpoint revenaient ; les pollutions étaient rares et n'avaient plus lieu sans érection. Ce jeune homme fut complètement rétabli à la suite de cette seconde saison.

Obs. 3. Un enfant, âgé de 7 ans, ressentit, à la suite d'une transpiration arrêtée, des douleurs dans les membres, dans les articulations, dans celles des vertèbres cervicales sur-tout. Ces douleurs étaient si vives, que le malade ne pouvait se mouvoir. La tête s'inclina de gauche à droite.

Dans le cours de cette maladie, qui dura près d'un an, et dont la marche présenta de longs intervalles de mieux, l'enfant contracta l'habitude de la masturbation.

A dix ans, cette maladie, que l'on peut regarder comme un rhumatisme goutteux, reparut. Aux symptômes précédens se joignirent des douleurs dans la région du cœur, des étouffemens et des palpitations. Ces accidens, dont l'intensité variait, durèrent neuf mois : ils furent suivis d'une grande faiblesse des membres, et principalement des articulations. Si le malade s'asseyait après avoir un peu marché, il avait de la peine à se relever : il éprouvait la même peine à r'ouvrir la main, s'il la fermait lorsqu'il suait. Il s'était formé des nodosités aux articulations des coudes, du métacarpe, des genoux et des vertèbres cervicales : des taches violettes, plus ou moins larges, s'étaient manifestées sur les jambes.

A onze ans, le malade fut envoyé à Néris : il y demeura dix-huit jours. Les bains augmentèrent les palpitations et la faiblesse générale, et déterminèrent une éruption de petits boutons rouges, accompagnée d'un prurit très-incommode. Cette éruption, qui parut au mois de septembre, dura un mois et demi : sa disparition fut suivie de celle des taches violettes des jambes et de la diminution des palpitations.

A 13 ans, le rhumatisme goutteux se renouvela

avec violence : son invasion fut précédée d'un appétit désordonné, d'insomnie, d'urines claires et abondantes, de selles jaunâtres, séreuses et peu copieuses. Pendant la durée des accidens, on observa les phènomènes suivans.

1er. jour, faiblesse et désordre d'estomac; douleurs de ce viscère, se portant quelquefois à d'autres parties.

Deuxième et 3me. jours, les douleurs augmentent, occupent la partie inférieure du tronc, et s'étendent dans les cuisses.

Quatrième jour, elles se fixent sur les poumons, et rendent la respiration difficile et très-douloureuse.

Cinquième jour, les douleurs occupent les poumons, mais elles sont moins vives.

Sixième et 7me. jours, elles diminuent de plus en plus, se portent dans les hanches, et cessent complètement le huitième jour.

Pendant la durée des accidens, orthopnée intense, sur-tout le quatrième jour; pandiculations, palpitations, affection tétanique du tronc, insomnie, inappétence, gonflement de quelques articulations : sur la fin, les urines, de claires et abondantes qu'elles étaient, deviennent rares et sédimenteuses.

Un état semblable à celui dont je viens de parler

se reproduisit ensuite à diverses époques. Les intervalles étaient d'autant moins longs que le malade se livrait plus fréquemment à ses habitudes.

A seize ans, il cesse de se masturber ; mais il devient sujet à des pollutions nocturnes qui déterminent les mêmes maux et les mêmes phénomènes que les précédens ; et après plusieurs atteintes , dont la durée était de huit jours , il en survint une qui dura quatre mois. Le malade tomba dans la plus grande faiblesse ; les pollutions continuaient les jambes s'œdématièrent et présentèrent de nouveau des taches violettes. Son médecin conseilla les eaux du Mont-d'Or. Elles furent administrées dans la saison de 1805 , en boisson , en bains et en douches sur la colonne vertébrale ; la douche durait dix-huit ou vingt minutes , et le bain dix ou douze minutes. Le malade transpirait beaucoup après l'émersion.

Le troisième jour, l'appétit revint : le quatrième et le cinquième , il était tellement augmenté que je craignais qu'il ne présageât de nouveaux orages; mais les autres symptômes précurseurs manquaient. Bientôt le sommeil devint moins agité : les forces revenaient un peu.

Le douzième jour , l'enflure et les taches des jambes avaient disparu ; les pollutions étaient moins fréquentes.

Il survint une éruption semblable à celle qui s'était manifestée après les eaux de Néris ; mais cette éruption ne fut ni ne devait être accompagnée des mêmes accidens, puisque le malade ne se masturbait plus : elle disparut au commencement de l'hiver. Les pollutions revinrent, mais à de longs intervalles ; et cette année, il n'y eut que deux accès de huit jours chacun.

Le malade revint au Mont-d'Or l'année suivante 1806. Sa santé s'était fortifiée, l'estomac faisait biens es fonctions, les articulations étaient libres et les pollutions très-rares. Comme il paraissait bien rétabli après cette seconde saison, on pensa qu'un troisième voyage au Mont-d'Or était inutile.

Dans l'hiver de 1807 à 1808, les pollutions se renouvelèrent et furent encore suivies d'accidens nerveux et goutteux et de palpitations. Le malade fut renvoyé au Mont-d'Or en 1808. Les eaux, les bains et la douche produisirent le même bien que la première et la seconde fois. Mais leurs bons effets ont été plus durables ; et quoique le jeune homme qui fait le sujet de cette observation, se livre avec ardeur à l'étude des sciences exactes, pour lesquelles il a beaucoup d'aptitude, il n'a pas éprouvé de rechutes et sa santé est assez bonne.

CHAPITRE X.

Lésions des parties articulaires, gonflement des articulations, fausses ankiloses, luxations consécutives du fémur.

Obs. 1. Un meunier âgé de 32 ans, d'une bonne et forte constitution, vint au Mont-d'Or en 1806, pour y être traité de deux tumeurs volumineuses situées sur les parties latérales et inférieures de la cuisse gauche. Les mouvemens du genou étaient à peine gênés; il n'y avait ni douleur, ni changement de couleur à la peau.

En pressant ces deux tumeurs, qui avaient paru depuis cinq ans, et qui s'étaient insensiblement accrues, on sentait une fluctuation si manifeste, que l'on eût cru à l'épanchement d'un fluide. (1)

Le malade n'avait point reçu de coups sur les parties affectées; il ne s'était jamais plaint de douleurs rhumatismales ni articulaires. En l'examinant avec attention, on ne découvrait rien qui pût faire soupçonner une diathèse scrofuleuse. Les condyles du fémur ne paraissaient pas gonflés.

----

(1) Les altérations pathologiques qui causent cette espèce de fluctuation, sont très-bien indiquées dans la Nosographie chirurgicale du professeur Richerand.

J'ordonnai la douche sur les parties tuméfiées, et des demi-bains de trente minutes dans le bain de César.

Après avoir mis ces moyens en usage pendant vingt jours, le malade quitta les eaux. Les tumeurs avaient manifestement diminué de volume.

Cet homme revint au Mont-d'Or en 1807. Les gonflemens n'étoient presque plus apparens : ils disparurent entièrement après cette seconde saison.

Obs. 2. F *** L ***, atteint depuis un an de pareilles tumeurs, mais accompagnées de gonflement manifeste des condyles du fémur, de douleurs dans l'articulation, moins sensibles pendant la marche que dans l'état de repos, a pris infructueusement les mêmes remèdes pendant deux saisons consécutives.

Obs. 3. M. H. de F **, âgé de 16 ans, d'une constitution faible et délicate, d'un tempérament lymphatique, ayant la peau très-blanche, n'a pas été plus heureux que le malade qui fait le sujet de l'observation précédente. Outre la tuméfaction du pourtour de l'articulation du genou, les condyles du tibia sont gonflés. Les parties tuméfiées sont habituellement froides; la jambe a perdu de son volume. Les mouvemens de l'articulation sont presque nuls; quand le malade est assis, il ne peut soulever la jambe. La maladie s'est manifestée à la suite d'une chute sur le genou ; dans le principe ses progrès ont été insensibles.

Obs. 4. Un laboureur âgé de 29 ans, sujet à des douleurs rhumatismales vagues, avait un gonflement au genou gauche ; ce gonflement, survenu depuis quinze mois sans autre cause connue que les rhumatismes, s'était accru lentement.

Le malade éprouvait des douleurs passagères dans l'articulation dont le mouvement était nul ou très-obscur. La jambe était fléchie.

En 1806, le malade prit les eaux, les bains et les douches du Mont-d'Or. Le cinquième jour, il put mouvoir la jambe comme avant la maladie, et marcher sans bâton. Le quatorzième jour, il quitta les eaux, paraissant bien rétabli, et n'éprouvant plus de douleurs. Le gonflement était presque totalement dissipé.

Obs. 5. Mme. Fr*** a été guérie, en 1806, par les douches et les bains du Mont-d'Or, d'un gonflement indolent et rénitent du genou gauche, existant depuis dix mois, sans changement de couleur à la peau, et gênant beaucoup les mouvemens de l'articulation. Cette maladie était survenue à la

24

suite d'une couche. Les remèdes que l'on avait employés jusqu'alors n'avaient point amélioré l'état de cette dame.

Ankylose incomplète.

Obs. 1re. M. de L*** fut atteint d'ankylose incomplète aux articulations du genou et du pied du même côté. Un gonflement assez considérable, rénitent, sans douleur et sans changement de couleur à la peau, occupait le ligament inférieur de la rotule.

Ces accidens survenus à la suite d'une fracture du col du fémur, dont le traitement s'était prolongé au-delà de quarante-cinq jours, avaient entièrement suspendu les mouvemens des articulations ankylosées. Le malade ne pouvait marcher qu'avec des potences.

Les eaux du Mont-d'Or furent conseillées à M. de L***; il vint les prendre en 1805. Après le huitième jour de traitement, il put fléchir la jambe. Les mouvemens de l'articulation du genou furent bien rétablis au bout d'une vingtaine de jours : ceux du pied revinrent plus lentement. Deux saisons ont entièrement dissipé ces ankyloses incomplètes.

Luxation consécutive de la tête du fémur.

Obs. 1. Mlle. De***, douée d'une bonne constitution, âgée de 14 ans, tomba, dans le mois de novembre 1801, sur un parquet. Le coup porta principalement sur l'une des hanches. Les douleurs immédiates furent si légères, que l'on se contenta d'appliquer sur la partie frappée, quelques compresses trempées dans des spiritueux, et que cette demoiselle put se promener dans la journée.

Dans le mois de mars suivant, il survint des douleurs sourdes et passagères dans l'articulation de la hanche ; la cuisse et la jambe devinrent faibles.

Ces douleurs augmentèrent, furent plus constantes ; à la fin d'avril, le membre s'allongea et la malade commença à boiter.

Le 22 mai, elle fit une seconde chute sur la même hanche. Les douleurs devinrent encore plus fortes ; la station et la progression étaient douloureuses et très-difficiles. Il se manifesta une grosseur correspondante à l'articulation affectée.

On employa divers remèdes ; on appliqua plusieurs vésicatoires ; les bains et les douches de Barége, préparés à Tivoli, furent administrés : rien n'arrêta les progrès de la maladie. La saillie du grand trochanter devenait de plus en plus considérable : enfin la tête du fémur fut totalement chassée de sa cavité. La fesse se gonfla et devint douloureuse , la jambe se fléchit , le genou et la pointe du pied se tournèrent en dedans. La progression devint impossible sans béquilles.

Les praticiens les plus célèbres n'espéraient plus qu'il fût possible que l'os de la cuisse reprît sa première place , et le membre sa rectitude et sa force naturelles ; mais on craignait la carie , des abcès , ou les autres accidens qui ne surviennent que trop souvent à la suite de la luxation consécutive du fémur.

Les règles n'avaient pas encore paru. On pensa que cette révolution apporterait une modification salutaire ; qu'elle bornerait les progrès de la maladie.

La propriété qu'ont les eaux du Mont-d'Or de hâter l'apparition de la menstruation , en fit conseiller l'usage. Mlle. De*** vint les prendre en 1803.

A l'usage des eaux en boisson , M. Peyronnet fit joindre celui des bains , et de la douche sur l'articulation malade.

Après la cinquième douche , la malade étant transportée dans son lit , et faisant quelques mouvemens pour changer de position, éprouva tout-à-coup un violent tiraillement à la cuisse malade, et entendit un bruit assez fort partant de l'articulation. Elle s'écrie qu'elle est guérie. La tête du fémur avait effectivement repris sa place, la jambe s'était allongée, et Mlle. De*** put se promener sans béquilles dans la journée, mais non sans boiter. Elle continua son traitement pendant dix ou douze jours.

L'année suivante, elle revint au Mont-d'Or. Les mouvemens de l'articulation étaient encore gênés, et les muscles se ressentaient des longs et violens tiraillemens qu'ils avaient éprouvés. Il n'y avait plus de désordre apparent; mais il restait beaucoup de faiblesse : deux autres saisons ont été nécessaires pour compléter la guérison.

Obs. 2. P. B** tomba sur la hanche droite, à l'âge de 8 ans : le fémur, fracturé à sa partie moyenne, fut guéri sans chevauchement et sans raccourcissement.

Depuis cette époque, il survint des douleurs dans les articulations de la hanche et du genou. Ces douleurs, d'abord passagères, furent ensuite plus fréquentes : les changemens de temps les augmentaient.

Dix ans après la fracture, la hanche devint plus grosse, la marche douloureuse et très-difficile, le membre s'allongea. Enfin la tête du fémur fut chassée de sa cavité, le grand trochanter se rapprocha de la crête de l'ilium, le membre se raccourcit et la jambe se fléchit.

La luxation existait depuis quinze mois, lorsque le malade vint au Mont-d'Or, en 1809. Il y prit les eaux pendant quinze jours, vingt-deux bains et trente douches. Ces remèdes n'avaient pas amélioré son état quand il en cessa l'usage.

Le malade a la figure bouffie, les ailes du nez et la lèvre supérieure luisantes et gonflées : sa peau est blanche et molle. Les glandes du cou et celles des aines du côté droit sont tuméfiées.

Obs. 3. Pendant la même saison de 1809, j'ai également traité d'une luxation consécutive du fémur, survenue depuis quatre ans, un enfant âgé de 12 ans, que le docteur Fleury, chirurgien en chef des hospices de Clermont, avait envoyé au Mont-d'Or.

Cet enfant était faible et très-maigre, et sa jambe tellement fléchie qu'il ne pouvait, en marchant, s'appuyer sur les orteils. Il a pris des forces et de l'embonpoint. La jambe s'est allongée : le malade a quitté ses béquilles. Il pouvait marcher sans appui quand il est parti du Mont-d'Or; mais la tête du fémur n'avait point changé de place.

J'ai conseillé à ses parens de l'y ramener l'année prochaine.

Des douches fortes et prolongées n'ont nullement éveillé les douleurs assoupies depuis long-temps.

RÉSUMÉ.

LES eaux du Mont-d'Or sont situées au centre de la France. Elles se trouvent dans une vallée fertile et pittoresque, ouverte au milieu d'un groupe de montagnes qui abondent en produits minéralogiques et en plantes médicinales.

L'élévation du village du Mont-d'Or tient le milieu entre les pays bas et les pays montagneux les plus élevés. La température y est agréable en été ; les chaleurs y sont modérées.

De belles routes y conduisent ; les communications sont sûres et faciles.

Sans être très-large, la vallée du Mont-d'Or est assez spacieuse pour que l'on puisse y élever de beaux établissemens. Tout présage la restauration prochaine de ceux qui y existèrent jadis.

Les eaux sont belles et très-abondantes. Les sources, par leur position, se prêtent merveilleusement à une distribution avantageuse et commode : nulle dépense à faire pour les élever, pour les réunir ou les défendre des lavanches, des éboulemens ou de l'invasion de quelque torrent.

Ces eaux fortifient les viscères, l'estomac, et les poumons particulièrement, déterminent des crises salutaires, qui se manifestent au médecin par l'augmentation de la chaleur et du mouvement, des sécrétions et de quelques excrétions.

Elles rappellent au dehors les différentes affections cutanées qui se sont portées à l'intérieur, rétablissent les évacuations habituelles déviées, diminuées ou supprimées, décèlent les maladies vénériennes masquées ou mal guéries : de là leur efficacité dans les maladies internes qui dépendent de la métastase des dartres, de la gale, des rhumatismes ou du virus vénérien ; de la diminution ou suppression de la transpiration, des menstrues, des hémorroïdes.

Leur usage convient dans la faiblesse générale du système ; dans les maladies chroniques des organes de la respiration ; dans la phthisie muqueuse, nerveuse ou métastatique, pourvu que les malades ne soient pas dans un trop grand état de dépérissement ; dans les affections catarrhales chroniques du poumon, des intestins et de la vessie ; dans les flueurs blanches qui ne sont point compliquées de vice organique de l'utérus ; dans les dartres dont la cause est due à l'altération des fonctions de la peau ; dans les rhumatismes chroniques musculaire, fibreux et goutteux ; dans les paralysies dont la cause ne réside point dans le cerveau ou ses dépendances ; dans la faiblesse et les nombreux désordres que la masturbation et l'abus des plaisirs vénériens entraînent à leur suite; dans les hydropisies qui ne sont point compliquées du vice organique de quelque viscère ; dans les rétractions et les faiblesses musculaires, les gonflemens articulaires, les ankyloses incomplètes, et dans quelques luxations consécutives du col du fémur.

Ces eaux, dont la saison commence le 25 juin et dure jusqu'au 20 septembre, ne se prennent ordinairement que pendant quinze ou vingt jours. Elles sont la base et la partie la plus essentielle du traitement : je les administre à l'exclusion de tout autre remède, à moins qu'il ne soit éminemment indiqué. Néanmoins il est beaucoup de cas où on leur associe des substances pharmaceutiques. J'aurai à parler de l'action des eaux, combinée avec celle de ces remèdes, et à examiner plus particulièrement leurs effets dans les affections scorbutiques. C'est vers ces différens points que je dirigerai principalement mes recherches, sans négliger néanmoins de recueillir de nouvelles observations et de nouveaux faits sur les maladies dont j'ai déjà parlé. Je continuerai mon journal avec exactitude ; enfin je ferai tout ce qui dépendra de moi pour diminuer l'imperfection de ce premier essai , et répandre encore plus de lumières sur les propriétés médicinales des eaux du Mont-d'Or.

FIN

TABLE DES MATIÈRES.

TROISIÈME PARTIE.

QUATRIÈME PARTIE.

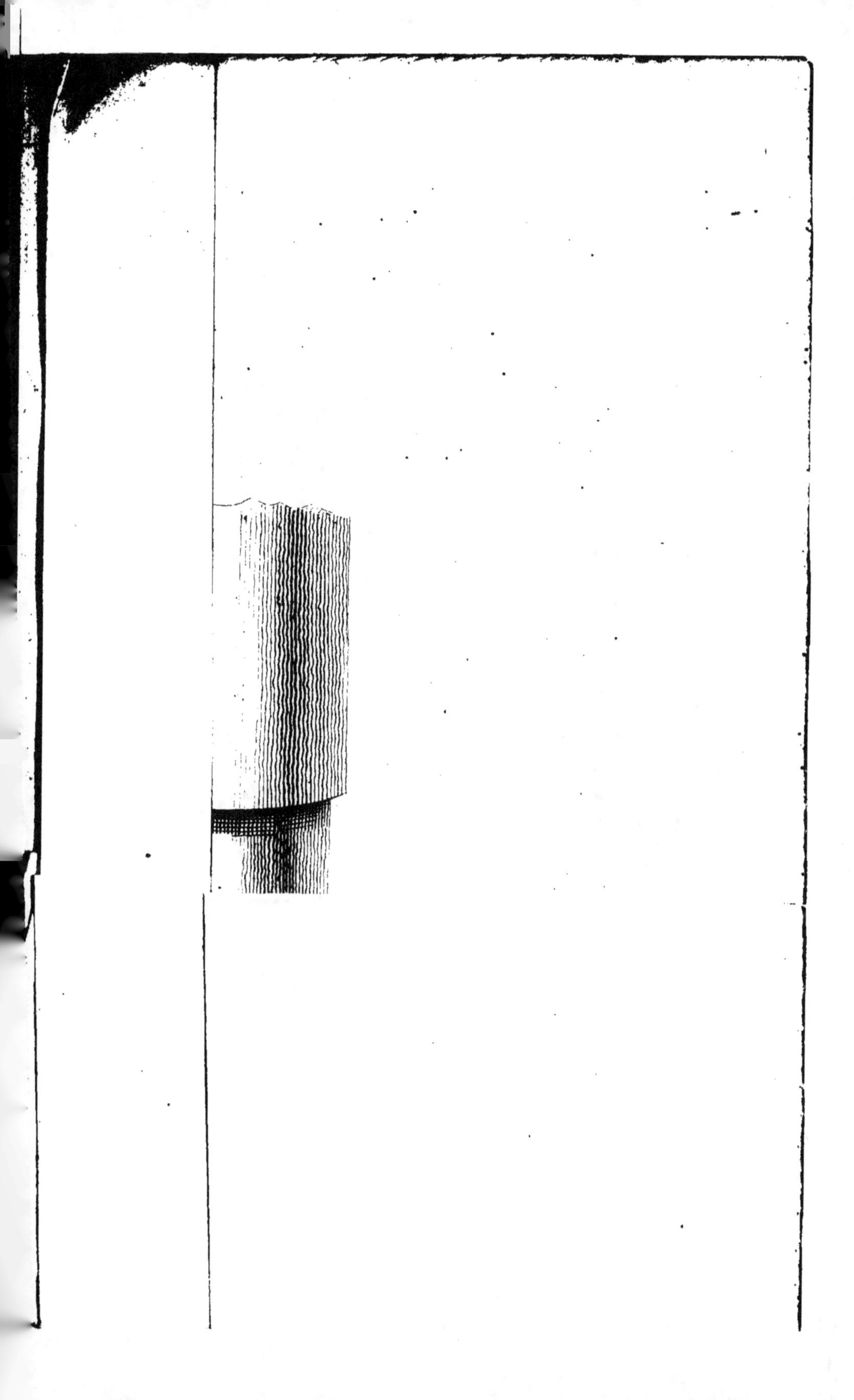

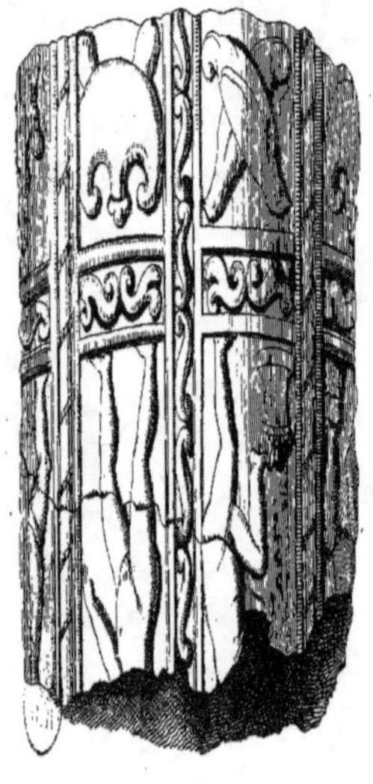

Fig. 3.

Echelle d'un Mètre.

1 Mètre.

Dubasty.

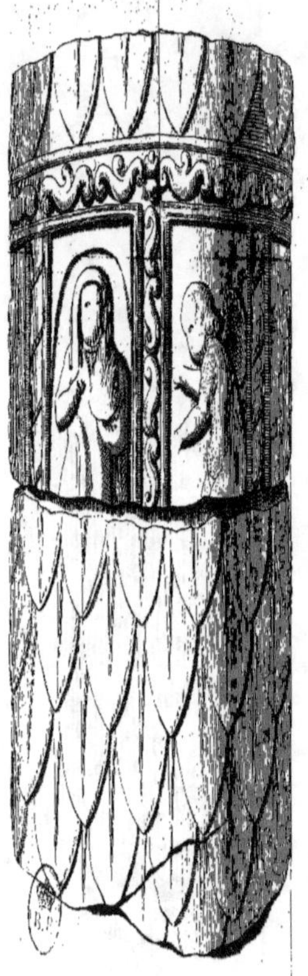

Fig. 4.

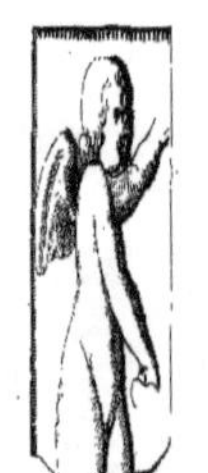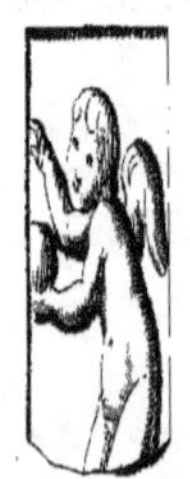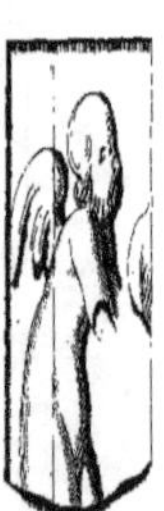

Echelle d'un Mètre.

1 Mètre.

Dubasty.

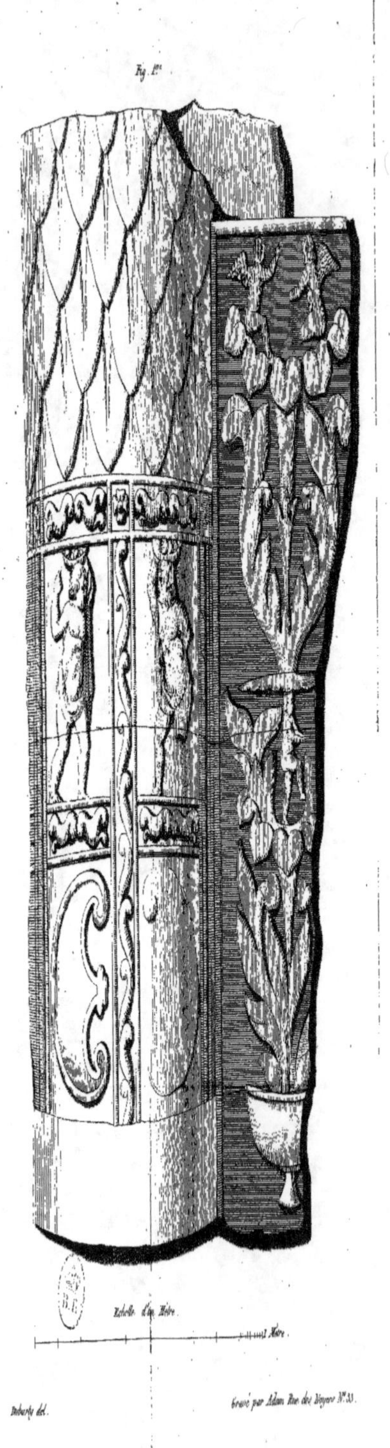

Fig. 1er.
Echelle d'un Mètre.
1 Mètre.
Dubasty del.
Gravé par Adam Rue des Noyers N.º 33.

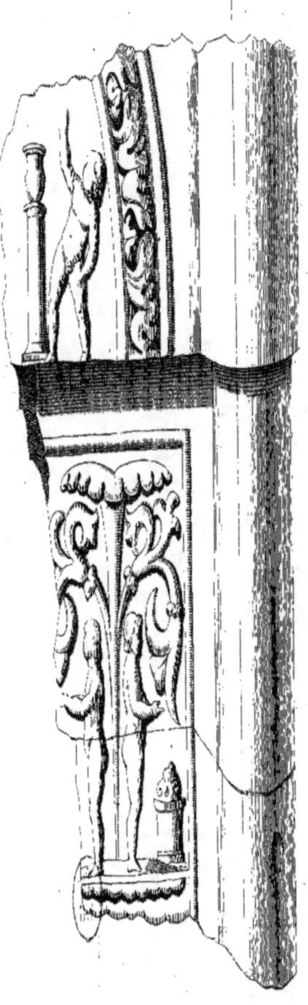

Fig. 2.
Echelle d'un Mètre.
1 Mètre.
Dubasty del.

ERRATA.

Pag. iii de l'Introduction, ligne dernière, *se sont attachés;* *lisez :* se sont plu.

Pag. iv, lig. 22, et en conseillaient; *lisez :* et ne conseillaient.

Pag. xi, lig. 22, aussi marquantes que promptes; *lisez :* aussi saillantes qu'inespérées.

Pag. xii, lig. 11, le signal de guérison ; *lisez :* le signal de la guérison.

Pag. 5, lig. 23, Le premier sentiment; *lisez :* Ce premier sentiment.

Pag 7, lig. 7, s'écroule; *lisez :* s'écoule.

   id., dernière ligne, si, pendant ses courses; *lisez :* si, pendant ces courses.

Pag. 26, lig. 25, les dominent ; *lisez :* et les dominent.

Pag. 27, lig. 6, s'élèvent ou se dissipent; *lisez :* et s'élèvent ou se dissipent.

Pag. 34, lig. 1re., rendus habiles; *lisez :* a rendus habiles.

Pag. 41, lig. 1re., Minéralogie du Mont-d'Or; *lisez :* Coup-d'œil sur la structure des Monts-d'Or.

Pag. 48, lig. 25, le même comble paraît former ; *lisez :* la même coulée paraît former.

Pag. 51, lig. 8, montagne de l'*Angle;* mettez *deux points au lieu de la virgule.*

   id., ligne 9, après sur la même ligne, *substituez* la virgule aux deux points.

Pag. 52, lig. 11, le fond en est percé; *lisez :* son fond est percé.

Pag. 52, lig. 12, en deux fortes colonnes; *lisez* : par deux fortes colonnes.

Pag. 99, lig. 9, entre aussi dans sa composition; *lisez :* entre aussi dans leur composition chimique.

id., lig. 19, la saveur des eaux, *lisez :* la saveur de ces eaux.

Pag. 103, lig. 17, digérer plusieurs mois; *lisez :* digérer pendant plusieurs mois.

Pag. 116, chap. VII, Fontaine de Sainte-Marguerite; *lisez :* Des propriétés physiques et chimiques de l'eau de la fontaine de Sainte-Marguerite.

Pag. 120, lig. 13, l'expérience médicinale; *lisez :* l'expérience médicale.

Pag. 125, lig. 10, pendant plusieurs jours; *lisez :* pendant les premiers jours.

Pag. 128, lig. 9, chauffé à 42 degrés; *lisez :* chauffé à 43 degrés.

Pag. 143, lig. 4, une trop grande quantité; *lisez :* une plus grande quantité.

Pag. 226, lig. 2, la phthisie muqueuse confirmés; *lisez :* la phthisie muqueuse confirmée.

Pag. 249, lig. 2, je l'ai vu; *lisez :* je les ai vues.

Pag. 254, lig. 17, rhumatisme chronique fixe de l'estomac; *supprimez* fixe.

Pag. 287, lignes 8 et 9, souffrait cruellement, depuis plusieurs années, de douleurs; *lisez :* éprouvait, depuis plusieurs années, des douleurs.

Pag. 322, lig. 2, *après ces mots,* la sueur ruisselait, *ajoutez :* sur la face.

EXPLICATION DES PLANCHES.

*Voyez pour l'explication des gravures les pages
3o , 3i , 32 et 33.*

La figure première représente la colonne que l'on voit dans une auberge du Mont – d'Or ;

La seconde , les pierres ciselées adossées contre cette colonne ;

La troisième , les tronçons de colonne , qui sont près de la buvette ;

La quatrième , ceux que l'on trouve à l'entrée de l'église du village.